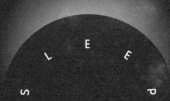

SLEEP

北京协和医院神经科教授

李舜伟著

SLEEP

你 可 以 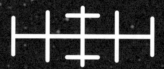 得 更 好

睡 觉 是 个 技 术 活

人民卫生出版社

PEOPLE'S MEDICAL PUBLISHING HOUSE

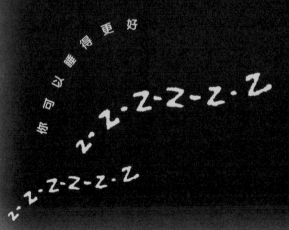
你可以睡得更好

z-z-z-z-z-z-z

z-z-z-z-z-z-z

作者简介

李舜伟

男，上海市人，1936 年生。1958 年毕业于上海第一医学院医疗系本科，后任职于北京协和医院神经科。1988 年升任教授。1992 年任博士导师。1992 年被批准享受国务院颁发的政府特殊津贴。

历任法国神经科学会荣誉会员，美国生物精神科协会通信会员，中华医学会神经科分会顾问，国家食品药品监督管理局药评中心专家组成员，中华医学会医疗事故鉴定专家组成员，司法部司法鉴定委员会专家组成员，中国医师协会循证医学委员会委员。

已发表论文 147 篇，主编书籍 9 本，参加编写书籍 24 本，译著书籍与文章 61 篇。2005 年"丁苯酞的基础与临床研究"获北京市科技进步一等奖，国家科技成果二等奖；1990 年"意识障碍的分类与分级"在一氧化碳中毒国家标准中被引用，获卫生部优秀国家标准二等奖；2005 年科普书籍"您可以睡得更好"获科技部科普作品国家科技成果二等奖。2003 年被党中央文明办、卫生部命名为"相约健康社区行"首席专家。

前 言

　　朋友相见，免不了问候几句，"您上网了吗？""您买房了吗？""您买车了吗？"……问话中无不折射出时代的特点。近些年来，随着物质生活的极大丰富，大家对健康的日益关注。今天，我想说的就是个和健康密切相关的，一个我们离不开却又常常被忽略的话题——"您睡好了吗？"

　　也许大多数人会奇怪："睡觉有什么好说的！"可我想强调的是，睡觉可不那么简单。也许你驰骋商场，呼风唤雨；也许你腰缠万贯，事业有成。但是，很可能你仍然不会睡觉。这不是危言耸听。每到夜深人静，在不同的城市，不同的楼群，不同的房间，都会有这样一群朋友：他们紧皱眉头，眼里闪着猫头鹰一般幽幽蓝光，口中念念有词，辗转反侧，上床，下床，如此反复。他们并不是挑灯夜战的科学家，不是运筹帷幄的商战高手。他们只是一群饱受失眠折磨的朋友。他们常常望着东方，直到东方泛白，直到第一缕阳光出现。

　　人总是要等到失恋的时候才感觉爱情的甜蜜，总是要等到生病的时候才怀念健康的重要，同样，只有到失眠的时候才能体会睡眠的美好。

　　通过日常工作中与大量失眠患者的接触，我很能体会到他们的痛苦，这本书就是谈谈有关睡眠方面的问题，简单地告诉大家睡眠是怎么一回事，人们为什么会失眠，怎样治疗失眠。相信看过此书后，对失眠的朋友会有些帮助，对目前能睡安稳觉的朋友也是个提醒：注意保持良好的睡眠习惯，不要在失眠的时候才体会睡眠的重要。

不少患者告诉我，开始失眠时并不太在意，等到失眠一段时间后觉得全身都不舒服，"哪儿哪儿都有问题"。但是跑了不少医院，看了不少专家，做了许多检查都没发现问题，于是怀疑自己得了大毛病，以至于晚上都不敢上床，唯恐睡不着。实际上，这是一种焦虑状态的表现，可以通过心理治疗加上药物治疗来治好它。

希望大家如果失眠，一定要到正规的医院去诊断和治疗，不要自己随便吃药，更不要道听途说，去试一些偏方、秘方。因为失眠是可以治愈的。

祝大家都能有个舒服、安稳、踏实的睡眠！

李舜伟

2018 年 7 月

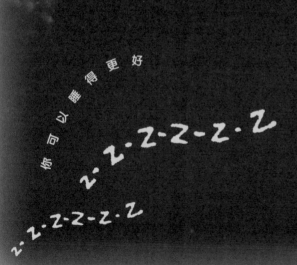
你可以睡得更好

z·z·z·z·z·z

z·z·z·z·z·z

目 录

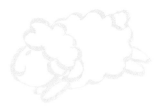

三

了解失眠

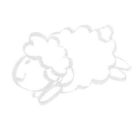

四
不同人群的睡眠障碍

五
疾病与失眠

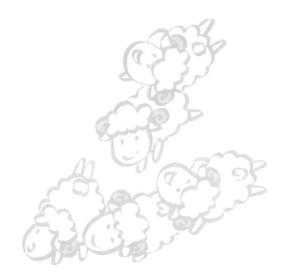

六
优质睡眠，来源于良好的生活习惯

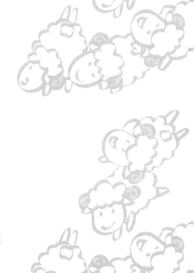

七
不靠药物，如何有效改善睡眠

八
如何正确使用安眠药

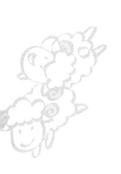

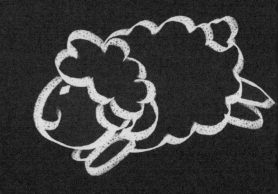

一

你真的了解睡眠吗

胎儿还未出生时就有睡眠，出生后更是如此。按每人每夜平均睡 8 小时计算，那么，一位 70 岁老人一生中花在睡眠上的时间竟可达 20 万小时之多。人的生命是可贵的，也是有限的，花这么多时间在这项单一的、周而复始的活动上，到底值不值得呢？

人们虽然已经研究了睡眠很长的时间，但仍然不能说已经彻底搞清楚了。20 世纪 50 年代以来，睡眠监测仪器（多导睡眠仪）的发明和应用使人们对睡眠的认识深入了许多。从初步的实验结果来分析，科学家发现，睡眠是每个人在生命中都必须满足的一种需要，就像食物和水一样。根据观察，健康人能忍受饥饿长达三星期之久，但只要缺觉三昼夜，就会变得坐立不安、情绪波动、记忆力减退、判断能力下降，甚至出现一些错觉和幻觉，以致难以坚持日常生活中的活动。所以，睡眠对每个人来讲，都是绝对的生活必需。

尽管睡眠对每个人都如此重要，但是不同的人对睡眠的需要并不相同。从大数据统计来看，女性比男性所需要的睡眠时间略多一些，有 80% 左右的人每天睡 7~9个小时。有 0.1% 左右的人每天睡 4 个小时就足够，还有些人每天要睡 10~12 个小时才能解乏，否则白天就会头昏脑胀、无精打采，难以专注工作。历史上有些名人以睡得少著称，如拿破仑每夜最多睡4小时，他不仅自己睡得少，还会责怪他的部下睡得太多；现任美国总统特朗普接受采访时也说自己每天晚上只睡3~4个小时左右。但同样也有以睡眠时间长而闻名的人，例如著名科学家爱因斯坦每天都要睡10个小时以上。所以，每个人都要根据自己的需求决定睡眠时间长短。要判断自己是否失眠，最好是根据自己不失眠时的睡眠时长，而不要同别人比较。目前，对健康的成年人来讲，每夜平均睡7~9小时就已经足够了。

睡眠对于每个人来讲，都是
绝对必需的、不可或缺的生
活需要。

我们是怎样入睡的

如果一个人已经劳动了一整天，当紧张感逐渐消失时，他就会松口气，躺在床上，伸伸懒腰，打个哈欠，此时四肢和身体的大肌肉逐步放松，松得不能再支撑我们的身体，接着，皱着的眉头舒展开来，双手和下巴慢慢放松，人就进入了睡眠。这个过程的长短因人而异，有的人极短，短到自己都察觉不到。如果你是一位有心人，一定会在公共汽车上、开会时、看电视时，从打盹的人身上观察到人入睡的全过程：打盹时，由于人的颈部和身上的肌肉慢慢支持不住重量，头歪向一侧，身子往一边倒，下巴张开，有时还会流口水，有的人还会轻轻打呼噜。此时，只要接受到一点外界刺激，他就会突然抬起头来，茫然地注视周围人群或周围环境，重新意识到"身处何地"。当然，也有人并不承认自己曾经入睡或打盹，只感到自己好像"放松"了一下。

"放松"，这是十分确切的描述。因为放松正是睡眠最重要的前提，如果一个人在精神上、心理上、身体上都没有放松的话，就很难入睡，甚至根本不能入睡。许多失眠的患者都有过这样的经历：他们在入睡前就害怕躺在床上睡不着，越害怕，心里就越紧张；越紧张，就越放松不了，结果形成一个恶性循环，也往往使失眠更加严重。

怎样得知睡眠是否正常

既然每个人所需的睡眠时间不同，那么，我们应该怎样来判断一个人的睡眠是否正常呢？在一代代科学家的努力下，如今的我们，已经有了客观衡量睡眠质量的仪器和手段。

20世纪50年代，有专家在测定人的整夜睡眠后，发现睡眠是由不同类型的脑电波、眼球活动、肌电活动、心跳和呼吸频率等组成的规律性、周期性的生理活动，经过多次改装和测试，现在在临床上应用的仪器被称为多导睡眠仪，这是用来研究和诊断睡眠病最有效的仪器。

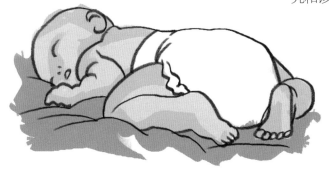

睡眠实验室的操作都在夜间进行，为了避免睡眠时打鼾影响别人，要采用隔音装置。由于使用多导睡眠仪检查时要在头皮上安置许多不同的电极，由导线连接到主机上，有的患者会感到不习惯，难以入睡，所以可能需要反复检查几次才能得到较良好的记录。

实验室的技术员和医师一般都在隔壁的操纵室内启动仪器，将各项数据和信息都输入计算机内后，结果就会通过自动分析仪打印出来。

多导睡眠仪中最基本的部分是脑电波检查。正常健康人在睡眠时其脑电波的图形是规律性地出现的，随着睡眠的进行，图形会发生变化。如果患了睡眠病，其结果就和正常人不同了，医师可以根据异常的脑电波图来进行诊断。

眼球运动记录仪是另一个重要的部分，在睡眠过程中，正常健康人大部分时间眼球基本上不活动，只有一小部分时间眼球才做很快的来回运动。在眼球基本上不活动和快速活动的时候，脑电波有着明显的差别，说明这是两种截然不同的睡眠阶段。记录这两种睡眠阶段（医师称为时相）对分析睡眠病至关重要。

呼吸记录仪常和血氧饱和度测定仪合并使用，正常健康人在睡眠加深后呼吸变慢、加深，但血氧饱和度应始终保持在 90%~95% 的范围内。如果有人在睡眠中产生呼吸暂停，而且血氧饱和度降到 80% 以下，就可能是患了一种睡眠病——睡眠呼吸暂停综合征。

心率记录仪很容易安装，只要把一对电极放在心前区就可以了，由于心电波比脑电波强得多，所以很容易辨认。

肌电图记录仪通常不作为常规检查的手段，只在研究睡眠中肌肉收缩或放松时才用。这对电极主要放在下颏上。

从上述描述中，我们可以了解到多导睡眠仪能同时记录人在睡眠时的脑电波、心率、呼吸、血氧饱和度、肌电波和眼球活动等数据，通过自动分析仪来测定人的睡眠属于正常还是不正常，是诊断睡眠病的一个非常重要的方法。20 世纪 80 年代以来，我国已经有不少大医院建立了睡眠研究的实验室，为许多患有睡眠病的患者解除了疾病的痛苦。

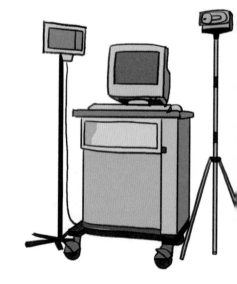

多导睡眠仪是用来研究和诊
断睡眠病最有效的仪器。

正常的睡眠是什么样的

正常人在睡眠时有时眼球不活动或者只有很慢的浮动，这段时间比较长；但有时眼球会很快地来回活动，这段时间比较短，在眼球慢动或快动的同时，脑电图会出现不同的变化。由此，科学家把睡眠分成非快速眼动相睡眠和快速眼动相睡眠两部分，为书写方便起见，在文献中都用英文缩写的第一个大写字母来表示，非快速眼动相睡眠写作 NREM 睡眠，而快速眼动相睡眠写作 REM 睡眠，下面我们也按此表述，请读者注意。

正常成年人在睡眠一开始先进入 NREM 睡眠，由浅入深，大概经过 60~90 分钟后，转成 REM 睡眠，REM 睡眠持续时间只有 10~15 分钟左右，然后又转成 NREM 睡眠，就这样周期性地交替出现 NREM 睡眠和 REM 睡眠，一夜出现 4~6 次，直到清醒为止。这是正常睡眠时的基本规律，如果这种最基本的规律出现紊乱，例如缺少了 REM 睡眠或 NREM 睡眠，或是 NREM 睡眠和 REM 睡眠的排列发生了紊乱，即刚入睡就出现 REM 睡眠而不是 NREM 睡眠，那么就一定是患了睡眠病。

NREM 的 特 点

在入睡后进入 NREM（非快速眼动期），根据睡眠深度，可以把 NREM 分成Ⅰ、Ⅱ、Ⅲ、Ⅳ期，各期的脑电波变化很大，能清楚地区别开来。

NREM Ⅰ 期　如果闭上眼睛做脑电波描记，可以看到有每秒 8~13 次的脑波，称为阿尔法波，这是以希腊字母 α 命名的波，说明被检者处于一种清醒而松弛的状态。NREM Ⅰ 期是指由 α 波期转入浅睡，脑电波逐渐由 α 波变成频率较高、波幅较大的波，呼吸次数变慢，心率也下降，下颌的肌肉放松，体温稍稍降低，人会觉得自己好像正"漂浮"在一些奇怪的想法之中。所以 NREM Ⅰ 期以机体的整个功能减弱和意识不清为主要特征，持续仅 10~15 分钟。

NREM Ⅱ 期　脑电波变成频率高、波幅大，密集得像锯齿形的波群，看起来就像一只织布机上的纺锤，这种波形被称为睡眠纺锤。出现睡眠纺锤，就表明受检者正在"实实在在"地睡觉，他已经无法控制自己的思维活动了。在这个时期，眼球会缓慢地由一侧转到另一侧，好像在水上浮动似的，速度很慢。同时呼吸和心率也进一步减慢，体温和血压也会适度降低，肌肉也更加放松。这段时间大概持续 15~20 分钟。

　　NREM Ⅲ期　睡眠纺锤中逐渐夹杂一些宽大的慢波，大概每秒出现一次，称为德尔塔波，是以希腊字母 δ 命名的波。δ 波的出现标志着 NREM Ⅲ期的到来。这期睡眠较深，只有不停地叫名字并摇晃身体才有可能弄醒他。除了脑电波的变化之外，呼吸、心率、体温、血压也继续降低，肌肉更加放松。这期大概持续 10~15 分钟。

　　NREM Ⅳ期　脑电波显示以 δ 波为主，睡眠纺锤完全消失。眼球基本上不活动，肌肉完全松弛，体温明显降低，呼吸均匀而深，心率明显变慢，人很难被叫醒，这期是真正的熟睡阶段。失眠患者和老年人都难以达到 NREM Ⅳ期，而奇怪的是，有些睡眠病却恰好在这期发生，如遗尿症和梦游症等。

REM 的 特 点

　　经历了 NREM Ⅰ ~ Ⅳ期之后，睡眠会出现一系列变化，最奇特的是眼球活动。原先在 NREM Ⅳ期基本不活动的眼球一下子动了起来，快速地从一侧转到另一侧，好像在看什么东西一样，这时期称为 REM 睡眠相。第一次出现的 REM（快速眼动期）只持续 10 分钟左右。

　　除了眼球快速来回活动之外，脑电波的变化也很奇特。

原来大量的 δ 波逐渐减少，出现了睡眠纺锤和 α 波，以后
又出现低波幅、快速的、多变的波形，这是清醒状态的脑电波。
可是受检者并没有醒来，他确实还在沉睡之中。

　　还有奇特之处，REM 睡眠时呼吸突然加快而且不规则，
心率加快，体温轻度上升，血压也轻度升高，但是肌肉却更
加放松了，下颌更松弛，口水会流出来。有些人在这期会出
现足趾的伸屈活动，或磨牙。男性可能出现阴茎勃起，女性
的阴道分泌物也可能增加。

　　一位熟睡的人出现清醒状态的脑电波和眼球快速来回活
动确实不同寻常，所以 REM 睡眠又被称为非正规
睡眠。经过反复地观察，科学家认为 REM
睡眠可能与梦境状态有关。如果把受检
者从 REM 睡眠突然叫醒，并请他立
刻回忆和复述梦境，那么受检者可以
清晰地把梦境和盘托出，不过如果受
检者在醒后又陷入深睡中或保持清
醒一段时间，则会把 5 分钟前做的
梦忘得干干净净。

　　REM 睡眠还会把外界声响组合到
梦境之中。例如你可能会梦见客人不断
地按你的门铃请你开门，等到突然惊醒后才发现
原来是床头的闹钟在大响着。

各种疾病的发病常常和REM有关。如心绞痛、心肌梗死、溃疡病、哮喘病、中风(卒中)等常常在REM睡眠相急性发作，甚至分娩的发动也在REM睡眠时期。

虽然到目前为止，REM睡眠的作用还不完全清楚，但是科学家认为REM睡眠对人是非常重要的，它能使大脑得到休整，如果缺少REM睡眠（称为REM睡眠剥夺），则会在次夜加倍"偿还"，使人噩梦频频，睡不解乏。

在睡眠实验室，当研究人员尽量阻止受检者进入睡眠达数天之久后，受检者都感到头昏脑胀，不能集中注意力，记忆力明显减退，情绪烦躁不安，易发脾气，表情呆滞迷惘，有时甚至沮丧、压抑，出现自杀念头。个别人还会出现幻觉，如听到别人在同他说话，看见奇怪的东西等，有时出现多疑、敏感、老是疑心别人想害自己等现象，与精神病十分相像。

这种被称为睡眠剥夺的试验一旦结束，受检者便立刻陷入沉睡，他们会一下子进入NREM期。最特别的是，REM睡眠出现的时间将提前，持续时间也延长，出现的次数增多，说明REM睡眠遭到剥夺后要求补偿的趋势最为强烈，反过来也可以说明REM睡眠对人是十分重要的，任何的REM睡眠剥夺都会产生REM睡眠的补偿和反跳。

谁也不能剥夺你的睡眠,
万万不能不睡觉!

SLEEP
HH

你可以睡得更好
——
睡觉是个技术活

012

　　我们一再强调睡眠多导仪的作用,就是因为这个仪器可以客观地观察睡眠时的情况,科学性强。有些患者觉得自己失眠很严重,"通宵未睡",但睡眠多导仪检查结果却告诉患者睡着了,只不过睡得不够深,时间也不够长。根据这种结果,医师再对症下药,就比较有的放矢,把握也大一些。另外还有些患者被误诊为别的病,依靠睡眠多导仪检查才纠正了诊断。总之,睡眠多导仪检查会给医师和患者一个总的印象,即患者的睡眠到底是正常的还是不正常的。

你的睡眠时间够吗
睡眠时间要多长才算"达标"

　　在了解到睡眠的重要性之后,很多人都会问:"那我一天要睡多久才合适呀?是睡得越多越好吗?"有些报刊资料则会给出一个确凿的时间。

　　不同年龄的正常健康人对睡眠的要求有很大差异。胎儿在母亲的子宫里同样也有睡眠和清醒的时刻,不过绝大多数时间是处于睡眠之中。根据胎儿脑电图的观察，REM 睡眠占大部分时间。

出生后的新生儿大部分的时间在睡觉，平均每 24 小时要睡 14~16 小时，其中约一半时间处于 REM 睡眠。在新生儿睡觉时我们可以很清楚地看到他们的眼球在做快速的来回活动，也正是观察到新生儿睡眠中的眼球快速活动，科学家才发现了 REM 睡眠。新生儿睡眠时除了眼球快速活动之外，还可以看到他们经常紧握双拳，手指或足趾一动一动地，扮鬼脸，做微笑状等，说明他们正在做梦，可惜我们无法了解新生儿的梦境。总之，从胎儿到新生儿的睡眠脑电图来分析，以 REM 睡眠为主，说明 REM 睡眠对他们的中枢神经系统的生长和发育是十分重要的。

随着孩子的成长，到学龄前阶段，儿童的睡眠时间就缩短到 12 小时左右，再加午睡 1 小时。到青春期，睡眠进一步缩短为 9~10 小时，而且不再午睡。REM 睡眠随着年龄的增长而逐渐缩短，在整夜睡眠中所占的比例也减少。一般说来，如果孩子白天机灵又快活，没有疲惫的样子，多半说明夜间睡眠已足够了。

成年人的睡眠时间平均为 8 小时。男女性别略有差异，男性需 7~9 小时，女性稍长一些，为 9~10 小时。话虽然这样说，男女性睡眠时间的差别实际上还得看主客观条件而定。比如在妇女的妊娠期，由于维持妊娠的内分泌激素黄体酮大量增加，妊娠妇女就会比平时睡得多些。平时妇女的睡眠也比男性为浅，易被叫醒，所以容易患失眠。到了绝经期，失眠的现象更为突出，成为更年期综合征的一大特点。

成年人夜间睡眠结构有相应的变化，REM 睡眠的总的时间继续减少，出现的周期也减少，一般只占全部夜间睡眠时间的 1/6 左右。

人们总认为老年人只需少量的睡眠时间就够了，这种看法并不完全正确。老年人的睡眠 NREM Ⅲ和Ⅳ期明显减少，有时甚至没有 NREM Ⅲ和Ⅳ期，只有 NREM Ⅰ和Ⅱ期，睡眠质量不高，而且凌晨易早醒，每夜总睡眠时间只有 5~6 小时。但这并不说明老年人只需要较少的睡眠时间，因为 24 小时睡眠脑电图检查发现老年人常在白天有浅睡，也许他们是以这种方式来补充夜间睡眠的不足。我们经常会发现，正在读报、看电视、听音乐的老人逐渐低下了头，闭上了眼睛，有时甚至轻轻地打鼾，流口水，这就是老年人的浅睡，他们正在弥补夜间的睡眠不足。

除了不同年龄的人所需的睡眠长度不同之外，不同性格的人的睡眠状态也有所不同。性格是人的态度和行为方面较稳定的心理特征。性格的形成，有遗传因素，但更主要的是环境因素。遗传因素决定了人的生理素质，在此基础上通过后天的学习和生活锻炼逐渐形成了性格。人们通常将性格特征分为内向型和外向型。有人研究发现：睡眠时间短的人，性格多外向，大多胸怀宽广，乐观自信，工作积极，事业上有雄心壮志，对生活和未来充满信心；脑电图的研究证明，这种人以NREM的"深睡"和"中度睡眠"居多，虽然睡眠时间短，但睡眠质量高，白天工作效率高。而睡眠时间长的人，性格内向的居多，小心谨慎，善于思考，对事物有独特的见解，但容易多思多虑，多数人遇到困难时喜欢发牢骚，受挫折后易灰心丧气；脑电图研究发现，这种人以NREM的"浅睡"和"REM"居多。

总之，人的一生从呱呱坠地到离开人世，睡眠是绝对必需的，但睡眠的时间、结构和内容却因个体的差异而有着相当复杂的变化。

高质量的睡眠
你的睡眠质量高吗

睡眠既然这么重要，那怎样的睡眠才是高质量的睡眠呢？其实评价的标准一般有三条：精力、情绪和工作能力。如果睡了一夜以后，第二天体力非常充沛，精力非常旺盛，心情非常愉快，待人平和，记忆力也很好，这就是高质量的睡眠。但如果一觉醒来，头晕，头痛，觉得昏昏沉沉的，记性也不好，很容易发脾气，那么就说明这一觉的质量不高，需要调整。

睡眠的作用概括起来，大体上有以下几方面：

（1）消除疲劳，恢复体力：睡眠是消除身体疲劳的主要方式。睡眠不足者，很容易感到疲乏、无力、体力不支。

（2）保护大脑，恢复精力：睡眠不足者，表现为烦躁、激动或精神萎靡，注意力涣散，记忆力减退等；研究发现，连续睡眠剥夺严重者会出现幻觉。而睡眠充足者，精力充沛，思维敏捷，办事效率高。

（3）增强免疫力，康复机体：人体在正常情况下，能对侵入的各种抗原物质产生抗体，并通过免疫反应而将其清除，保护人体健康。睡眠能增强机体产生抗体的能力，从而增强机体的抵抗力。

（4）促进生长发育：睡眠与儿童生长发育密切相关，婴幼儿在出生后相当长的时间内，大脑继续发育，这个过程离不开睡眠；且儿童的生长在睡眠状态下速度增快，因为睡眠中血浆内生长激素可以连续数小时维持在较高水平。所以应保证儿童充足的睡眠，以保证其生长发育。

（5）延缓衰老，促进长寿：近年来，许多调查研究资料均表明，健康长寿的老年人均有一个良好而正常的睡眠。

（6）保护人的心理健康：睡眠对于保护人的心理健康与维护人的正常心理活动是很重要的。因为短时间的睡眠不佳，就会出现注意力涣散，而长时间者很容易出现焦虑、抑郁等情绪，甚至发展至抑郁症、焦虑症。

不要单纯以睡眠的时长来判
断睡眠的质量！

　　想要判断睡眠的质量，绝不能单纯看睡眠时间的长短。有的人来看病，说他晚上只睡了四个小时，但询问后，发现他虽然睡的时间不长，但是第二天工作效率很高，情绪也很好，没有任何异常，这样的人完全是正常的。你的身体会给你最直接的反馈，假如确定睡眠质量高，那就完全没必要因为睡眠时长的与众不同而犯愁。能够起到前文讲的六大作用，这样的睡眠就是高质量的。

高质量的睡眠能带给我们什么

　　高质量的睡眠除了能让人精力充沛、精神愉悦，更能给人的身体带来很多益处。

　　我们常说，营养、运动和睡眠，对于儿童的生长发育是特别重要的三要素。在这其中，睡眠却常常被忽略了。其实，睡眠对一个孩子的生长发育起着非常重要的作用。睡眠在一个人的一生中约占三分之一以上时间，作为生长发育高峰期的孩子，对睡眠的需求会更高。这是因为睡眠与生长激素的分泌有关。医学研究认为，人体睡眠时分泌的生长激素为醒时的 3 倍多。生长激素是人下丘脑分泌的一种激素，它能促进骨骼、肌肉、结缔组织和内脏的生长发育；生长激素分泌过少，势必会造成身材矮小。而生长激素的分泌有其特定的节律，即人在睡着后才能产生生长激素，深睡 1 小时以后逐渐进入高峰，一般在 22 时至凌晨 1 时为分泌的高峰期。如果睡得太晚，对于正在长身体的儿童来说，身高就会受到影响。因此，孩子睡觉最迟不能超过 21 时，一般以 20 时前睡觉最为适宜，这样，就不会错过生长激素的分泌高峰期。儿童长期睡眠不足会影响身高的增长。

所以，睡眠充足，孩子的生长发育就快。年龄越小，睡眠应越多。1 岁以下的小儿一昼夜需要 14~20 小时的睡眠，2~5 岁的小儿需要 11~13 小时，6~13 岁的小儿需要 9~10 小时。学龄儿童和青年人一般每日应不少于 8 小时睡眠，睡眠对儿童来说不仅可以恢复体力、储存能量、促进体格生长，同时还有助于神经系统的发育，尤其是在快速眼动睡眠期大脑蛋白质的合成加快，新的神经突触联系成熟与建立等均有助于促进学习记忆活动。因此，充足的睡眠无疑是儿童健康成长的重要保证。

造成儿童睡眠不足有很多方面原因，其中很重要的原因是家长不恰当的教育方式，如让孩子过度地学习，参加各式各样的课外辅导班和学习班等，侵占了孩子的正常休息时间和睡眠时间。理智的家长们，为了孩子的身心健康，请保证他们足够的睡眠。

充足的睡眠能使你的孩子长
得更快！

　　除了对小朋友，睡眠对爱美的朋友们也非常重要。随着社会进步，人们观念更新，"爱美之心人皆有之"，美容成了人们日常生活中较为热门的话题。可是你们知道最好的美容方法吗？它并不是昂贵的化妆品，而是睡眠。如果能保证良好的睡眠，实际上你每天都在美容。

　　睡眠与美容究竟有哪些关系呢？综合现代研究结果表明，大致有三个方面：①睡眠时皮肤血管更开放，能补充皮肤营养和氧气，带走各种排泄物；②睡眠时生长激素分泌增加，促进皮肤新生和修复，保持皮肤的细嫩和弹性，起到预防和延缓皮肤衰老的作用；③睡眠时，人体抗氧化酶活性更高，能更有效地清除体内的自由基，保持皮肤的年轻态。所以，皮肤的美丽实际上是在睡眠中孕育的。如果你错过了睡眠这个良机，恐怕你美丽的皮肤就会受到伤害，变得干涩、粗糙、晦暗、皱纹增加等。

　　尽管如此，生活节奏的加快仍然使人们的睡眠质量受到不同程度的影响，充足的睡眠已经成了不少人可望而不可即的奢侈品，尤其是那些"白领"阶层的人群，工作压力大，生活规律发生变化等，已经导致其睡眠时间明显缩短、睡眠质量下降、精力不足、疲惫感增加、情绪低下等不同的症状，随之而来的便是工作效率明显下降，身体健康明显受损，这些不可避免地就会影响皮肤的保养，从而出现皮肤的老化。

由此说明，睡眠与美容确是息息相关的。那么，怎样才算良好的睡眠呢？一般来说，应注意两个方面的问题：①保证足够的睡眠时间：一般成人每天约需睡 7~8 小时；②讲究睡眠质量：睡眠的质（深沉香甜）要比量（足够时间）更为重要。睡眠的质量标准应该是醒后全身轻松、疲劳消失、头脑清晰、精神饱满、精力充沛，能胜任工作和学习。对于长期睡眠不良者，应找出原因并加以消除。

总之，充足的睡眠是美容的良方，通过一夜香甜的睡眠，就能使你整个人容光焕发。良好的睡眠比任何化妆品、华贵的服饰更能增添你吸引人的魅力，那么何乐而不为呢？

寻 找 属 于 自 己 的 生 物 钟

近年来，我们对人的生物钟的研究有了比较大的发展。这里所说的生物钟，并不是一个真正的"钟"，而是人类的规律性的生命活动。这实际上是我们人体根据自然环境变化形成的一个激素调节的规律。

可能有些人会对生物钟这个词感到陌生，但不少人在日常生活中都有过这样的经历：平时生活较有规律，每天晚上固定几点钟睡觉，第二天固定几点钟起床，时间一长根本不用上闹钟，到时间就会准时起来。如果头天有事，晚上稍微晚点睡觉，到第二天早上还是会按平时起床的时间醒来，比上闹钟还准。如果第二天早上要赶火车、飞机或是外出旅游，不用上闹钟也会提前醒来。这种类似闹钟的"唤醒"系统是天生的吗？有没有科学依据呢？

德国科学家对15名年龄25岁的志愿者做了3个晚上的睡眠试验。在其中两个晚上，志愿者在睡觉前被告知第二天将在9点钟起床，可是研究人员却"突然袭击"提前3小时把他们叫醒，测血中激素含量，发现增高并持续了15分钟。到第3个晚上，志愿者在睡觉时被告知第二天是6点钟起床，结果血中激素在早5点钟就已经增高了。这个结果说明这种激素和人的紧张有关，激素在人醒来之前显著增多，表明人在睡眠过程中，对早上醒来这一事件具有"警觉"意识，这种"警觉"意识使人产生紧张感，很可能是人能准点起床的原因。现在已经查明，这种激素属肾上腺皮质激素。

根据现代医学的研究，睡眠和光照有密切的关系，而光照与人体内褪黑激素的分泌有关。褪黑激素都是由松果体（位于脑内的一个腺体）合成的，白天脑内把褪黑激素的前体贮存起来，一到晚上，这些前体就由许多酶的作用加工变成褪黑激素，并迅速进入血液和脑脊液中，数量可达10倍以上。褪黑激素的主要功能是加速人的睡眠过程，使人很快入睡。

可见光照会破坏睡眠过程，而黑夜则加速睡眠过程，这是由体内物质作为生理基础的。目前这项研究表明，人体内可能还存在另一套可以根据环境变化而调整时间的"闹钟"系统。人在睡眠时，大脑的某一部分很可能仍保留意识，这一部位正是控制"闹钟"系统的关键所在。现在科学研究已经表明这个部位很可能是位于脑干内视神经的上方的核团，称为视上核。视上核能够调节睡眠和觉醒的关系，如果破坏这个核团，动物的睡眠和觉醒将极其紊乱。当然，对人体的观察还需要相当一段时间才能最终确定。

那么，我们该怎样调整自己的生物钟，使自己获得高质量的睡眠呢？很简单。中国有句古话叫"日出而作，日落而息"，是指人的一天活动是随太阳的升起和下降而定的。晚上 10 点钟上床，与凌晨 4 点钟上床相比，即使同样睡上 8 个小时，也一定是前者更加健康。现代医学强调身体生理活动的昼夜规律，在一天 24 小时内，某些器官的活动在白天最突出，到夜间就休息了；而另一些器官却恰恰相反，在夜间活动，白天倒休息了。这种器官自我调节的生理活动保证了人体各部分的需求，相互之间不会"撞车"，也不会产生空当。睡眠也属于其中之一。

如果我们坚持良好的睡眠作息制度，定时起床，定时休息，那么身体内的生理性物质到时候就会自动调节，让人轻松入睡。相反，如果我们经常打乱睡眠规律，如开夜车、打整夜麻将、看整夜电影等，偶尔一次还行，长期这样做，就会破坏原有的睡眠规律。因为习惯于夜间兴奋、活动的人身体内的生理性物质已经适应了另一种变化，此时如果想回到正常的睡眠节律就需要有一段重新适应的时间，这样就难免会造成失眠。

所以讲究睡眠卫生的人们很强调正常的睡眠作息制度，不轻易地改变它，甚至在节假日也一如既往。

坚持良好的睡眠作息制度，
保证睡眠质量

睡眠与季节和气候的关系

一年四季，春夏秋冬，周而复始，季节变化对睡眠也有明显的影响。随着春天的到来，万物复苏，白天的时间逐渐延长，黑夜时间缩短，人的睡眠时间也会较冬季有所缩短；夏季来临，天气炎热，汗流浃背，睡觉时间通常较晚，有时入睡困难，夜间还常有蚊虫叮咬，睡眠不实，易醒，睡眠质量自然不好，一般每晚能睡5~7个小时就不错了，但中午常有较长的午睡时间来弥补夜间睡眠的相对不足。秋冬季节，尤其是冬季，夜长昼短，夜间睡眠时间延长，通常每晚可以睡 8~9 小时。

在阳光充足、天气炎热的日子，睡眠时间通常较短；而在气候恶劣的天气，如下雨或阴天，或气温较低的冬季，睡眠时间就相对较长。另外，还有人做过研究，认为随着地区海拔的增高，睡眠的时间稍有减少，也就是说高原居住的人较平原居住者睡眠时间稍短；随着纬度的增加，睡眠时间则稍有延长，即靠近两极的人睡眠时间略有增加。

缺觉如欠债，都是要还的

我们可能都有这样的经历：为了应付一场考试或有一项重要的工作需尽快完成，常常会加班加点，挑灯夜战，一直熬到深夜。但这其实是一场不可持续的"消耗战"。

睡眠是生命的需要，所以人不能没有睡眠，而且每天缺少的睡眠还要补上，否则就会受到身体发出的"警告"。

拿破仑总希望从睡眠中节省时间，所以曾经强迫自己 2~3 夜不睡，但结果却让他懊悔不已，因为他抵挡不住"瞌睡虫"的侵袭，在白天办公时间沉入梦乡，而且整天头昏脑胀，记忆力差，办事效率反而下降了。

第二次世界大战期间，由于劳动力缺乏，英国某些军工厂决定延长工人工作时间, 每周工作 70 小时。开始的 1~2 周, 产品数量稳步增长, 第 3 周后发现废品率比之前大大上升, 最后每小时生产的合格产品远远低于加班之前, 为了降低废品率, 只能减少加班时间, 直到每周工作 54 小时, 产品的合格率才又达到高峰。

在进行短时间的熬夜后, 只要进行适当的休息, 睡眠就会很快恢复, 对身体也不会有什么影响。但如果长期熬夜, 在白天又没有得到充分地休息, 就很容易引起全身疲劳、注意力不集中、反应迟钝、情绪不稳, 白天即使勉强能坚持工作学习, 也效率低下。长期发展下去, 还影响了正常的睡眠 – 觉醒周期, 不熬夜时晚上也睡不着, 变成该睡的时候没法睡, 不该睡的时候又没精神。在历史中, 指挥官在重大战役之前, 会派出小股部队在夜间对敌军前沿阵地进行骚扰, 使敌军整夜不能入睡, 结果是次日战斗打响后, 敌军的战斗力会因睡眠不足和疲劳而减弱。

另外, 脑电图的研究发现, 连续熬夜后, 人的睡眠模式会发生改变: REM 的次数增多并且时间延长, 使 REM 时间占睡眠总时间的比例显著增加, 由原来的 20% 左右增加到 40% 以上, 由于 REM 与梦有关, 因此经常开夜车的人往往会觉得整夜都在做梦。

对于青少年来说, 长期熬夜的另一个坏处是影响生长发育。因为人体的各种激素, 特别是生长激素通常在夜间睡眠时分泌（主要是在 NREM 时分泌），而长期熬夜的人的 NREM 时间缩短，其结果是导致生长激素分泌的减少，从而影响青少年的生长发育。

由此看来，经常开夜车是要不得的。与其熬夜到深夜，倒不如头一天晚上早点睡觉，第二天早点起床，保持清醒的头脑去看书，去工作，这样会更有效率。

正餐之外的小点心
不发生在午夜时分的睡眠

我们最长的睡眠时间当然是在午夜,那么,在漫长的白日里,找个时间小睡一下，补充一下精神，这样的行为是否可取呢?

最常见的发生在白天的睡眠可分为两种，一种是午睡，是发生在固定时间的短时间睡眠；另一种则是打盹，可能发生在任何时候。这两种睡眠的形式、发生原因和对人体的影响都有很大不同，需要分开来讨论。

午睡是国人的一个传统习惯，在农村，夏天有歇晌，而工厂、机关、学校等一般也都安排有午休时间。通常都认为，午后小憩是有好处的，经过一上午紧张的工作，人的脑力和体力已出现疲劳现象，短暂的睡眠有助于消除疲劳，恢复脑力和体力，使下午的工作更有效率。德国的睡眠专家认为，除了夜晚外，人体在白天也需要睡眠，在上午9时、中午1时和下午5时，有3个睡眠高峰，尤其是中午1时的睡眠高峰较明显，他们认为白天的睡眠节律往往被繁忙的工作和紧张的情绪所掩盖，一旦外界刺激减少，人体白天的睡眠节律就会显露出来。

北欧、西欧、美国、加拿大这些国家一般没有午睡的习惯，而意大利、西班牙、葡萄牙这些南欧国家还有非洲北部的一些国家常有午睡习惯。现在我国一些大城市工作节奏较快，尤其是很多公司采取"朝九晚五"的工作制度，中午只有一个小时左右的就餐时间，根本无暇午睡。当然，如果夜间睡眠时间充足，不午睡也没关系。

既然很多人都有午睡的习惯，那么怎样午睡才算好呢？第一，不要吃完饭立刻就睡。刚吃了午饭，胃内充满了食物，这时午睡会影响胃肠道的消化吸收；第二，应注意睡觉的姿势，最理想的姿势是平卧。而迫于条件限制趴在桌子上午休，这样不但休息不好，而且有碍健康。趴坐而眠时上半身的力量全部压在头面部、胳膊和胸部，时间一久会使手臂麻木，呼吸不畅，甚至影响头面部血液供应；第三，时间不宜过长，以不超过半小时为宜，日本专家认为午睡时间最好在15~20分钟。有些人午睡时间长达3~4小时，一觉醒来已近黄昏，醒后头脑还不清醒，但一到晚上就十分精神，再也睡不着了，严重影响了正常的睡眠节律。

由此看来，是否午睡应根据自己的习惯和条件，但有一点必须说明，失眠的患者不要午睡，因为午睡会进一步打乱本来已经紊乱的睡眠节律。本来晚上就睡不好，如果再午睡，晚上就更睡不着了，这是一个恶性循环。

比起午睡来，打盹发生得更随意。在日常生活中，我们经常可以看到这样的情景：安静的会场里，人们正聚精会神地听着报告，这时可能从某个角落传来阵阵鼾声，或轻或重，只见某位老兄正处于甜蜜的梦境中，不时点头，这可不是因为他同意报告的内容，而是睡觉时肌肉放松所致。那么，这种睡眠的发生是正常的吗？

我们把这种白天短时间的睡眠称为"打盹"。许多人都有这样的体会：世界杯期间，深更半夜看球赛，白天昏昏欲睡。这时，我们往往选择白天小睡一觉的方法来恢复精力。打盹是机体对睡眠不足的一种补偿，可以使人的体力和精力得到恢复。在连续的长时间工作后，打盹可能是一种较好的休息方法。为什么一辆长途汽车要配两位司机呢？目的就是让他俩交替休息，打个盹，避免发生交通事故。有一些老年人夜里睡得少，但是白天会打盹，补充睡眠。

虽然通过打盹补充睡眠的效果不错，但是我们真的不推荐长期这么做。因为一方面，这不是规律的作息，从长期来看并不是自然的睡眠。另一方面，打盹的地方一般都不是特别适合睡觉的地方，比如沙发和办公桌，在沙发上歪着脖子睡或者趴在办公桌上睡，对于颈肩、背肌都不好。

有些时候，人们打盹除了是对睡眠的补充外，还是对于某种环境、气候条件下的习惯。如前面提到的那位老兄，安静的会场，昏暗的灯光，甚至是发言者单调机械的话语都可能使已经疲惫的人悄然入睡；夏日炎炎，尤其在午后，人们昏昏欲睡，这时小睡半小时或者哪怕是一刻钟，都可以起到不小的作用。但这种打盹的习惯是可以改变的。如果工作紧张，整天都有忙不完的事要干，又哪有时间打盹呢。

但是，有少数的打盹并不正常，它可能是某种疾病的一种征兆。如果不分时间、场合打盹，你就应该留意，自己是不是存在某种睡眠疾病，如发作性睡病和睡眠呼吸暂停综合征。在这个时候，与其打盹，还不如打车上医院，看看医生，进行详细的检查和必要的治疗为好。

梦 的 故 事

无论是美梦，还是噩梦，梦始终包裹着一层神秘的色彩。尽管科学家对梦已经做过不少的研究，可是迄今为止，谁也无法把梦的本质说清楚。

做梦自然和睡眠紧密地联结在一起，没有睡眠，便谈不上梦。也许有人会说，不是还有"白日梦"的说法吗？其实所谓白日梦，要么是白天真正睡着了做梦，要么只是一种幻想。所以谈梦，就不可避免地要谈睡眠。

睡眠的哪些阶段会做梦？根据睡眠多导仪检查结果，NREM 睡眠Ⅳ期和 REM 睡眠期都会做梦，可是两种时相中做梦的情况不同，在 NREM 睡眠Ⅳ期做的常常是噩梦，如从高空中摔下来，掉进海里差一点淹死等。有时随着做梦，还会出现一些活动，如突然起床、穿好衣服出门、找厕所排尿、坐在床上大嚷大叫等，如果在发作时被人叫醒，他完全不能回忆梦境和活动。医师会把这种情况诊断为梦游症或睡行症。在 REM 睡眠期几乎眼球一有快速来回活动便在做梦，而且梦境生动、鲜明，当然不一定有逻辑性，时空观念也会颠倒、错乱。如果在 REM 睡眠时叫醒做梦的人，他可以较完整地回忆梦境，有时甚至能复述得栩栩如生。不过回忆梦境的清晰度取决于醒来的过程是快还是慢，快醒的人回忆梦境常常是完整的，慢醒的人回忆起来则多半模模糊糊。有些人一躺下就做梦，而且能清楚地记得梦境，甚至半夜里醒转再睡，梦境还会继续下去，就像分集播出的电视连续剧一样。

梦境并非只有黑白灰色，许多人都能确切地记得自己曾经拥有过的华丽、鲜艳、色彩绚丽的梦，和彩色电影完全一样。实际上，哪怕是从出生就看不到物体和色彩的盲人，也会做彩色的梦。用多导睡眠仪记录和观察盲人的睡眠情况，发现盲人的梦丝毫不比正常健康人的苍白乏味，而且他们可以清晰地说出梦中的图像和色彩。

外界事物能不能进入梦中？可以从我们自身的体验来回答这个问题。有时我们可能梦见自身在冰天雪地里长途跋涉而找不到一个庇护所，正感到身心俱寒，难以为继时，突然醒来发现自己蹬掉了被子，正暴露在寒冷的房间里。这个例子说明了外部刺激确实能影响我们的梦。我们的梦境可能受入睡之前那一段清醒时间内所遇到的事件的影响最大，不过，梦境不会是那段清醒时间所经历的事件的简单重复，而是经过改变了的、糅合了自己思想和情绪的某种意境。

可能有人会说："我做的梦白天根本没有想到过，我梦见的人从来都没有见过，梦到的地方也从来没有到过，你怎么来解释呢？"是的，这就是梦的神秘所在。这里充满了玄机，也为"圆梦者"的存在提供了背景。不少人认为梦中的凶吉有预示性，如梦中从高山上摔下来，就预示你将从现在的高位上被撤职，情况是否如此？答案当然是否定的，因为绝大多数的情况并非如此，纵然有个别例子相符合，那也只是一个巧合而已。人们常常把一些偶然的巧合看作是必然的联系，赋予梦的预见性，实际上是犯了逻辑推理的错误。

那么现代心理分析之父弗洛伊德的名著《梦的解析》是不是无稽之谈呢？凡是看过这本著作的人都知道，弗洛伊德对梦的看法是基于潜意识学说，他认为潜意识中的内容经过"化妆""伪装""改头换面"等手法骗过了"内心监测者"的审查，然后浮现到梦中，因此通过对梦的阐释，剥掉包围在梦外面伪装的外壳，就能了解潜意识的内容。可是潜意识的内容又是从何而来呢？按他的说法是童年经历的凝缩、提炼而形成的情结，所以并不是空穴来风和空中楼阁，而有其一定的事实根据，只是人们早就遗忘了，唯有在梦中才重现浮现出来。当然，弗洛伊德对梦的分析最终归结为性本能，这点即使是在欧美等国也并不一致赞同。从最近的趋势看来，心理分析疗法在美国也有走下坡路的现象。

　　而提起"说梦话"，就如同提起"感冒"一样，男女老少无人不晓。无论是听别人说的，还是自己亲身经历过，谁都能讲述一两个说梦话的例子，谁都知道说梦话是怎么回事。但若进一步询问：人为什么会说梦话呢？说梦话是病吗？说梦话需不需要治疗呢？可能就没有多少人能答得上来了。

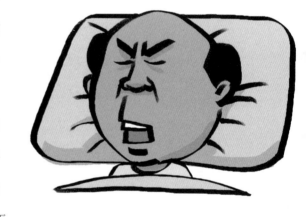

　　在睡眠医学中，说梦话被称为"梦语症"，它是指在睡眠中讲话或发出声音，清醒后本人不能够回忆的现象。这是因为睡眠中语言运动中枢单独兴奋所产生，多发生于 NREM 睡眠期。它可见于任何年龄和任何性别的人群，但女性比男性多见。主要表现为在睡眠中无意识地讲话、唱歌、哭笑或发出嘟囔声。梦语通常构音不清，或只是一些不成文法的只言片语，可自发出现，亦可在室友或同床者对话后诱发产生。

梦语症虽然很常见，但一般预后良好，不需特殊治疗，但若为某些精神、躯体疾病的一种反应或与其他睡眠障碍合并出现，则应进行治疗。因此，如果你说梦话，最好去医院请医生帮助鉴别一下，以明确是否需要接受治疗。

学会评价自己的睡眠

为唤起世界各国人们对睡眠重要性和睡眠质量的重视，在世界卫生组织（WHO）的赞助下，国际精神卫生和神经科学基金会于 2001 年发起的"全球睡眠与健康计划"将每年的 3 月 21 日定为"世界睡眠日"，并每年确定一个主题。2018 世界睡眠日中国主题是：规律作息　健康睡眠。

想要拥有健康的睡眠，首先要对自己的睡眠状况有一个科学的、客观的评价，自测雅典失眠量表（AIS）是一种睡眠自评工具。根据自身情况，在符合的选项上打√，自己记录上个月中每周经历至少 3 次的项目。

睡眠自测雅典失眠量表（AIS）

睡眠延迟（熄灯后到入睡之间的时间）

0：没有问题　　1：轻微　　　2：明显

3：显著或基本没睡

夜间睡眠中断

0：没有问题　　1：轻微　　　2：明显

3：显著或基本没睡

早醒

0：没有问题　　1：轻微　　　2：明显

3：显著或基本没睡

总睡眠时间

0：没有问题　　1：轻微不足　　2：明显不足

3：显著不足或基本没睡

对总体睡眠质量评价（不论睡眠时间长短）

0：没有问题　　1：轻微不满　　2：明显不满

3：极度不满

白天功能影响（身体与心理）

0：没有问题　　1：轻微影响　　2：明显影响

3：显著影响

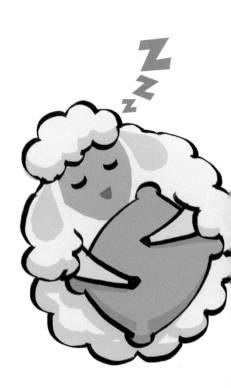

白天睡意

0：没有问题　　1：轻微　　　　2：明显　　　　3：强烈

　　这是一个自评量表，如果在最近一个月内每星期至少发生三次，就在项目上打钩，总分范围为0~24分，得分越高，说明睡眠质量越差。评分标准：＜4分，无睡眠障碍；4~6分，可疑睡眠障碍；＞6分，为失眠。

　　（Jorunal of Psychosomatic Research，2000，48：555-560）

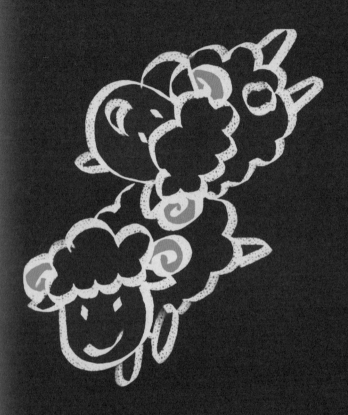

二

睡眠障碍知多少

人们说起睡眠疾病，好像没有多少可谈的，还不就是睡不着嘛！但这是一种误解，睡眠疾病包括的内容可真不少。失眠、睡不着是最主要的疾病，可睡得太多算不算病？睡眠时突然起床叫嚷，或是到处乱走算不算病？当然也算！所以睡眠疾病可以分成三大类：第一类是睡得太少，失眠；第二类是睡得太多，嗜睡；第三类是睡眠中出现异常行动，所谓异常睡眠。

中华精神科学会制订并通过的中国精神障碍分类和诊断标准第 3 版（C 厘米 D–3）中有"非器质性睡眠障碍"一节，这是国内现行的、比较权威的分类和诊断标准。现在节录如下：

（1）失眠症：指一种以睡眠为主的睡眠质量不满意状况，其他症状均继发于失眠。失眠可引起患者焦虑、抑郁，或恐惧心理，并导致精神活动效率下降，妨碍社会功能。

（2）嗜睡症：白天睡眠过多，并非睡眠不足所致，不是药物、脑器质性疾病或躯体疾病所致，也不是某种精神障碍（如神经衰弱、抑郁症）的一部分。

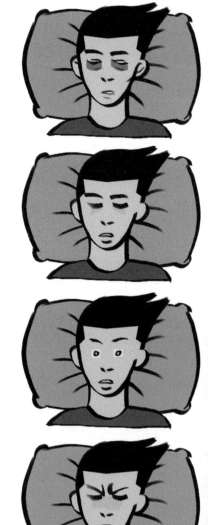

（3）睡行症：通常出现在睡眠的前 1/3 段的深睡期，起床在室内或户外行走，或同时做些白天的常规活动，一般没有语言活动，询问也不回答，多能自动回到床上继续睡觉，次晨醒来不能回忆，多见于儿童少年。

（4）夜惊：幼儿在睡眠中突然惊叫、哭喊，伴有惊恐表情和动作，以及心率增快、呼吸急促、出汗、瞳孔扩大等自主神经兴奋症状。通常在晚间睡眠后较短时间内发作，每次发作持续 1~10 分钟。

（5）梦魇：从睡眠中为噩梦突然惊醒，对梦境中的恐怖内容能清晰回忆，并心有余悸。通常在晚间睡眠的后期发作。

你听说过"睡瘫症"吗

有一些患者在将睡未睡或将醒未醒之际，突然感到四肢完全不能动弹，也发不出声音，持续数分钟后方可好转，可是头脑却十分清醒，完全清醒后可回忆当时发作体验，因此感到十分恐怖。医学上把这种现象称为"睡瘫症"。

睡瘫症是指在睡眠期间发生的短暂的自主运动不能的恐怖性体验，可发生于睡眠的起始阶段或觉醒过程中，也可见于夜间或早晨，常与不规律的睡眠习惯、睡眠剥夺、三班倒、跨越时区、过度疲劳或仰卧睡姿有关。可能因 REM 睡眠期的肌张力低下在不适当的时间被激活或控制 REM 睡眠期的运动抑制机制发生病变所致。

常见于青少年。多发生于入睡或觉醒过程中。主要表现为患者突然发现自己处于麻痹状态，肢体、躯干及头部的任何微小运动都完全不能进行，同时亦不能睁眼、讲话、发声或呼吸。发作过程中，患者意识完全清楚，并能充分意识到自己的处境，因此感到十分恐怖。一般持续数分钟后，可自行消失或在外界刺激下消失。有些患者可借助反复努力移动肢体或强有力的眼部运动中断睡瘫症的过程。患者在第一次发作后，常因对发作过程的害怕体验而心情焦虑，担心会不会再次发作或在下次发作时会不会产生什么严重的不良后果。随着发作次数的增多，在知道整个发作过程短暂且无不良反应时，焦虑情绪可消失。

由于该病发作频率较低，大部分患者一生中仅发作 1~2 次，且没有明显不良反应，因此，不一定要治疗。为预防发作，可改善不良的睡眠习惯，避免过度劳累及仰卧睡姿等。发作频繁者，可在医生的指导下适当应用药物。

整天想睡是病吗

谈到失眠，人人都懂，但也有一部分人，不仅不会睡不着，还总想睡，可以一天到晚地睡，但无论他怎么睡，就是睡不够，这算不算是病呢？

和失眠一样，多睡在医学上也被认为是病态。因为人在除了睡觉之外的时间里，都应当保持清醒，否则一天到晚迷迷糊糊，昏昏沉沉，那就什么事也都做不成了。当然多睡也有许多不同的原因，如果属于一段时间内的睡眠剥夺，即强制人不许睡觉，如学生考试前的熬夜，那么当睡眠剥夺终止后，人会感到格外疲劳，整天瞌睡，这是一种睡眠的补偿，不能算疾病。我们在这里所说的多睡是指有少数患者在任何条件、任何情况下都抑制不住地瞌睡，如爬楼梯时、游泳时、走路时、驾驶时、吃饭时、开会时等，由于情景和场所不同，这种睡眠会对他人和自己造成伤害，而患者却难以控制自己，照睡不误，这种多睡便是一种病态。病态的多睡包括发作性睡病、Kleine-Levin 病、特发性过度睡眠、创伤后过度睡眠和睡眠呼吸暂停综合征等几种类型，我们将在后面逐一介绍。

突如其来的睡眠
发作性睡病

当一个人在很高兴地大笑或极度伤感地大哭的情况下突然摔倒，全身发软，但心里很明白，过了三五秒钟就好了，而且这种状况会反复发生，医学上称为"猝倒症"，这是发作性睡病的一种特殊表现。

发作性睡病，又称为过度睡眠或异常动眼睡眠，多半在青少年起病，男孩较多见。有些患者可有家族史，现在也确实发现患者有不正常的基因。不过脑炎、脑膜炎、头部外伤、脑瘤等病有时也可以引起发作性睡病。

典型的发作性睡病具有白天过度睡眠、猝倒发作、睡眠麻痹和入睡前幻觉的四联症。白天过度睡眠是发作性睡病的典型症状，它是指在白天发作的不可控制和不可抗拒的睡眠，在什么情况下都可发生，睡眠时间长短不一，最短5~10分钟，最长几小时，视有没有人叫醒患者而定，这种睡眠常常做梦。患者白天常常睡着，到了夜晚，睡眠却很不理想，入睡快，易醒转，做梦多，常吓醒，所以夜间的睡眠很零散，质量不高。

猝倒发作的表现就如上面描述的那样，虽然患者心里明白，但控制不住自己，在大笑或大哭时会突然倒下去。现在通常认为猝倒发作是由于情绪强烈释放后，全身肌肉张力短时间消失，结果人体无法维持体重而倒下之故，很快就能恢复。

另外，睡眠麻痹是指在将睡未睡或将醒未醒时四肢突然不会动弹，虽然心里明白，但控制不了，这也就是我们常说的梦魇或睡瘫。发生这种情况使患者感到恐惧非凡，有些老人会将其解释为"狐狸精压住四肢了"。医学上把这种症状称为梦魇或睡瘫，也属于睡眠障碍之一。

梦魇现象根据多导睡眠仪检查来看，多半发生在 REM 睡眠期，在患者入睡后，经历了 NREM 睡眠各期，到了 REM 睡眠期，就发生了许多梦境，有的梦境恐怖而刺激，形象栩栩如生，患者会从梦境中惊醒过来，当时意识已基本清醒，但管理四肢活动的功能还没有完全恢复，所以尽管心里明白却指挥不了四肢的动作。实际上只要有人在身边猛击一下床或大喊一声名字，症状就会立刻好转，一切都恢复正常，如果让患者谈谈当时的情况，他会很清晰地描述做梦的情景。

梦魇在儿童或成人都有发作的可能。根据医师观察，有强烈的精神创伤者、有精神心理障碍者、有内脏疾病者、缺觉多日引起 REM 睡眠反跳者都容易发生梦魇。通常不必治疗，因为发作会自行停止。只有在一段时间内经常出现梦魇者，才需要服药治疗。

入睡前幻觉是指患者在将睡未睡或将醒未醒之际听到有人叫自己的名字，和自己说话，或看见动物、人物在眼前晃动，但到入睡后或清醒后就消失了。

多导睡眠仪检查对发作性睡病的诊断极有价值，当患者入睡时，仪器上首先出现的不是 NREM Ⅰ～Ⅱ期，而是 REM 睡眠，这种睡眠周期的颠倒、不正常正是发作性睡病的特征，所以有条件做多导睡眠仪的医院对诊断发作性睡病可以说是百发百中的。

由于病因还不太清楚，所以目前发作性睡病尚无特效治疗方法。但是近年来不少学者发现患者的脑内缺乏一种称为 orexin 的物质，有的患者可以完全没有。这种物质就像西游记里孙悟空变出来的"瞌睡虫"的对立面，如果它在脑内，人就不会睡觉，如果把它拿掉，人就会整天呼呼大睡。然而，有学者将这种物质注射到人体内，发现它并不能治愈发作性睡病，所以，科学家还在研究这种物质和疾病之间的确切关系。

发作性睡病从被医学界发现至今，已有上百年的历史，目前的治疗方法包括一般处理、心理治疗和药物治疗三大方面，一经怀疑，应及时到医院确诊，并寻求治疗。

现有的治疗药物主要属于中枢兴奋药，如安非他明（苯丙胺），甲哌酯（利他林）等，但是这类药使用不当有药物依赖或成瘾的可能性，所以一般不用。现在有一种新药叫莫达芬尼，虽然也属于中枢兴奋药，但是根据国外使用的经验，该药的药物依赖和成瘾机会不大，因此相对比较安全。相信在不久的将来，中国也会有这个药，为发作性睡病的患者带来福音。

又贪睡又贪吃的病
Kleine-Levin 综合征

Kleine-Levin 综合征的症状听起来像是个懒病：又贪睡、又贪吃，但实际上，这是一种少见的睡眠病。研究者在做动物实验的过程中发现，影响猴子某些脑内组织，如下丘脑、杏仁核、海马等，猴子就会呼呼大睡，醒来后食欲大增，往往比平时多吃好几倍，同时性格暴躁、容易打闹，性本能亢进、频繁追逐异性等。在医学上，这些症状用两位首先报告者命名，称为 Kleine-Levin 综合征。

人类会不会患上这种少见的怪病呢？会的！患这种病的患者大多比较年轻，大概在 15~20 岁之间。男性女性都可以罹患，但男性略多见。最典型的表现是周期性嗜睡，患者在发病时有不可抗拒的睡眠渴望，在什么情况下都会睡着，而且一睡就是几天，有时长达十余天，推之可醒，吃些东西或上过厕所后又睡，基本上不醒。到了睡眠期过去后，患者会大叫肚子饿，拼命吃东西，食量比往常多出几倍，而且是不停地吃，甚至偷东西吃。在贪吃同时，患者还表现出性功能亢进，爱和异性交往，有时出现手淫行为。性格也变得烦躁不安，稍有不遂，就骂人、打人、毁物，使家人不知所措。幸亏这段时间不长，约 1 周左右即可逐渐平息。此病一般在一生中仅发作一次，但也有反复发作者。

迄今为止，对这种怪病的病因还不清楚，不少学者认为这属于下丘脑和边缘系统的疾病，可能和感染、炎症有关，也可能是肿瘤，但所占比例较小。所幸的是，绝大多数患者都可以自愈（除了肿瘤之外）。

在发作时做化验检查，头颅 CT 和 MRI 大多数正常，脑脊液检查也正常，只有脑电图检查有许多慢波，但到发作过去后一切都正常，脑电图也恢复正常。

由于病因不明，所以在治疗上还没有好的办法，但如果患者出现行为异常，可以用一些镇静药来控制。如果是肿瘤，则要考虑手术切除、放射治疗或化学药物治疗。

什么是特发性过度睡眠

如果你曾经在睡眠门诊看过病，那么是否听说过"特发性过度睡眠"呢？这又是一种什么样的睡眠障碍呢？

特发性过度睡眠是指持续性或反复发作性日间过度睡眠，与发作性睡病的过度睡眠时段由 REM 睡眠构成不同，其过度睡眠时段由 NREM 睡眠构成，因此，临床上又称为"NREM 性发作性睡病"。

特发性过度睡眠可见于任何年龄，持续性或反复发作性日间睡眠是其典型临床表现。此外，患者还常具有自主神经功能障碍，如：偏头痛、晕厥、体位性低血压和手足发凉等。若进行多导睡眠图检测，可发现该类患者睡眠数量和睡眠质量正常，但睡眠潜伏期短于 10 分钟。

目前治疗尚无有效方法，国外有学者推荐使用中枢兴奋剂，但效果不如发作性睡病明显。

头部外伤后变得爱睡觉了是怎么回事

生活中你可能遇到过这种情况：某位朋友头部受伤后，虽然大难不死，外伤彻底痊愈了，但人却变得越来越爱睡觉，甚至白天上班时也瞌睡不断，以致影响正常工作。这又是怎么回事呢？其实这也是一种病态，在医学上被称为"创伤后过度睡眠"。

创伤后过度睡眠又称为"继发性过度睡眠"，它是指在头部等中枢神经系统创伤后 1 年内出现的日间睡眠过多。目前大多数医生认为，创伤所致的直接或间接的人类觉醒中枢——中脑网状激活系统的损伤是该病发病的主要原因。少数患者尸检后可发现脑部存在广泛性的损害。该病可见于任何年龄、任何性别的人，典型表现为外伤后出现日间睡眠过多，可以克制或难以克制的睡眠发作，常伴有头痛、疲劳、记忆力下降等症状。

尽管至今有关该病的治疗尚无特效方法，但幸运的是大部分患者在发病数周或数月后可自行缓解。若持续不好，则应到医院就诊，在医生的指导下适当应用药物治疗。

什么是睡眠呼吸暂停综合征

如果家里有一位老人比较肥胖，睡觉很香，躺下后就开始打鼾（打呼噜），可是打一阵子后就声音轻了下来，有时几乎听不到呼吸声音了，过了几秒钟鼾声又起，而且越来越响。也许像上面这种现象每晚会重复出现几次，家里的人都已经习以为常，觉不出有什么不正常。但其实这是一种病态，医学上称为睡眠呼吸暂停综合征，属于睡眠疾病之一。

如果用多导睡眠仪检查这位老人，就会发现在每夜 7 小时睡眠中呼吸会暂时停止 10 秒钟左右，而且出现次数超过 30 次，与此同时，血中的氧气饱和度低下，只有 80% 左右（正常人应当在 95% 以上），有时甚至低到 50% 以下。这就是医学上给予睡眠呼吸暂停综合征的定义，也就是说随着患者呼吸的暂停，血里的氧气就不够了，形成一个短时间的缺氧状态，幸亏身体有自我调整的本领，能够很快恢复呼吸，所以不会持久缺氧。

患了睡眠呼吸暂停综合征的患者往往不会觉得自己有哪些异常，只是夜间睡觉时打鼾惹人讨厌而已。但是仔细问问患者有没有高血压、冠心病、糖尿病、胃肠不舒服、头痛、头晕、头胀等症状，很多患者都回答有。因为睡眠呼吸暂停综合征的患者在呼吸暂停时血中氧气的饱和度就下降，正常人应当在 95% 以上，患者会降到 80% 以下甚至更低。在医学上称为缺氧，当然这种缺氧是长期的、慢性的。在慢性缺氧时，人体会出现一系列变化，如心血管的张力变化，血管痉挛、收缩，胃肠道蠕动减慢，分泌减少等。至于中枢神经系统影响就更大了，我们都知道，脑细胞对缺氧是很敏感的，因为本身没有生产氧气和葡萄糖的能力，也没有储存氧气和葡萄糖的能力，所有的氧气和葡萄糖全靠血液循环来供应，如果血中氧气不够了，脑细胞也就缺氧了。一个人每天夜里反反复复地缺氧肯定会影响脑细胞的功能，所以这种患者的记忆力会减退；还会影响人的情绪，患者常常发脾气、易激动，控制自己情绪的能力大大降低。

我们曾经对睡眠呼吸暂停综合征的患者做过观察，用标准化的记忆测验表格来测查患者，结果发现所有的患者记忆力都明显差于正常人，可是在日常生活中患者都没有什么不正常的感觉。我们还对这些患者进行给氧治疗，每晚间断地吸点氧气，经过 3 个月后再复查记忆量表就有显著进步，说明确确实实和缺氧有关系。

睡眠呼吸暂停综合征被医学界发现已经有几十年历史，对于该综合征的治疗方法很多，内外科都有，效果也很理想。

打呼噜有什么危害

打呼噜也称打鼾，往往被认为是睡眠好的代名词。不少人是很羡慕打呼噜的人的，以为自己很少打呼噜，就说明自己的睡眠不够深沉。

人怎么会打鼾呢？我们知道任何发音都需要通过口腔、鼻腔和咽腔中各种肌肉的活动，当气流通过各种肌肉形成的形状各异的腔隙时才会出声。我们在讲话时靠气流冲击喉部的声带（两块小肌肉）中间的空隙发音，然后由唇、舌、颊、颚部肌肉搭配形成各种形状的空腔，使声音通过时发出不同的声母和韵母，才组成语言。人在睡眠中唇、舌、颊、颚部肌肉不可能随意搭配形成各种空腔了，但始终留出一个大的通道——嗓子（咽部），如果这个通道变窄了、变成缝隙了，那么气流通过时就会发出声音来，这就是打鼾。所以胖人、咽喉部肌肉松弛的人、嗓子发炎的人最容易打鼾。

可是打鼾对本人来讲是有一定危害的，过去很少有人关心这件事，自从睡眠成为研究的课题之后，才有学者研究打鼾者的睡眠情况，他们发现：长期打鼾的或是打鼾严重的人往往都伴有睡眠呼吸暂停综合征，时间久后，会影响记忆力。曾有人测定打鼾者的记忆功能确实不如正常人，只不过打鼾者本人没有意识到罢了。所以现在不少学者提议：打鼾的人要去检查多导睡眠仪，看看有没有睡眠呼吸暂停综合征，如果有，就应当进行必要的治疗。

梦游有哪些特点

谈到儿童睡眠障碍，总有人会想起某些电影或电视中的情节：一个孩子双手平举，两眼直视前方，慢慢走出房门，到马厩去、到花园去，在那儿待一会儿，然后又回到床上躺下。会不会有这种情况呢？肯定是会的，可是情节要远远比这个复杂。有的孩子起床后在靴子里撒尿，有的孩子爬到窗台上想往外跳，有的孩子被东西绊倒后头部受了外伤，凡此种种，如果叫醒孩子，他并不能回忆起来，或者只告诉你，他在做一个梦，医学上称之为梦游，属于睡眠疾病之一。

梦游是睡眠中的自动动作，在梦游时，孩子的意识并不清醒，可是手脚还能自由活动，所以能够下床、行走、排尿等，但不能回忆起这些举动。多导睡眠仪检查发现，梦游多半发生在 NREM 的Ⅲ、Ⅳ期，即深睡期，一般来说很少做梦，就是说做梦的也只是十分短暂的、片断的梦境，如追赶一样东西、想上厕所等，不系统，很凌乱。

家长对儿童的梦游经常怀有恐惧心理，不知道孩子得了什么大病。实际上，需要慎重对待的是癫痫的一种表现形式，即神游症，两者虽然名称相似，但神游在白天也可发作，而且可以持续相当长的时间，从几天到几月都有可能。脑电图检查可发现神游的儿童有癫痫波——棘波或尖波，而梦游儿童是高波幅的大慢波，两者完全不同。如果确诊为梦游，家长可放下心来，因为梦游绝大多数发生在儿童期，到成人阶段会自行痊愈，不治疗也会痊愈。

至于发生在成人的梦游是相当少见的，如果成人有梦游，就要考虑神经症或精神病，应当请精神科医师诊治了。

夜惊和梦游一样吗

夜惊和梦游并不完全相同，夜惊多见于儿童，往往在入睡后 15~30 分钟出现。儿童在睡眠中突然哭喊、惊叫，两眼紧闭或瞪目直视，从床上坐起，个别的跳到地上，表情紧张、恐惧。时间只持续数十秒钟。意识并不清楚，往往在家长弄醒后表现茫然，不知道发生了什么事，说明事后并不能回忆，有些儿童则称做了一个梦，梦境较恐怖，但大多数儿童说不出什么梦境。梦游则是在睡眠中突然起床，有简单的动作，持续时间较长，达数分钟之久。

多导睡眠仪检查可以发现夜惊发生在 NREM 第 Ⅳ 期，此时的脑电波突然转成清醒状态，但此时儿童并未完全清醒过来，表现出强烈的情感反应，如恐怖、不安、焦虑等等，有些学者认为夜惊属于从睡眠到清醒过程的障碍，即清醒不完全。和梦游相比较，多导睡眠仪检查的发现也是在 NREM Ⅲ、Ⅳ 期，不过突然出现的是大慢波，可能也属于清醒状态的障碍，但两者是否就是程度深浅不等，迄今为止没有定论。

夜惊的诊断不难，关键是要和癫痫发作相区别，癫痫 60% 以上都以全身抽动为主要表现，伴有咬舌、尿便失禁等，夜惊不会有这种症状。最可靠的检查是脑电图，癫痫在脑电图上有特征性的棘波或尖波，夜惊则没有。

夜惊也可以说是儿童神经系统发育尚未完全成熟的表现，所以到成人期一般都能消失，不一定要服药治疗。不在晚间睡眠前看恐怖电影、电视或书籍，这对儿童大有好处，可能会预防夜惊发作。

睡眠时惊跳是因为在长高吗

不知道你是否有过这种经历：在将睡未睡之时，一侧下肢突然发生短促地抽动，有时甚至会剧烈到让人从睡梦中惊醒，如果你正处于青春发育期，有些老人可能会告诉你这是因为你正在长高。事实上，人类身高的增长的确发生在夜间，但这种现象与长高并无关系，而是属于一种睡眠障碍，被称为"睡眠惊跳"。

睡眠惊跳是指在睡眠开始过程中，躯体一侧或两侧突然发生短促的抽动，可能与睡前摄入过量咖啡因或其他兴奋物质及近期体力劳动或体育锻炼强度较大有关。这种情况可见于任何年龄的人群，主要表现为于睡眠开始时，下肢肌肉突然发生单次、短促的收缩，导致下肢抽动或惊跳，有时可累及躯干、上肢和头部。惊跳可自发产生，亦可由刺激引起，常可伴有噩梦。慢性严重者可导致患者害怕入睡或引起慢性焦虑症状，甚至可出现睡眠剥夺、睡眠始发障碍性失眠等。

一般无须特殊治疗，多数可自行缓解，严重者极为少见。

你在睡眠中腿老动吗

问你这个问题，你自己可能会答不上来，因为睡着之后你就什么感觉都没有了，腿动或不动自己根本不知道。但是问问你的父母亲或爱人，他们也许会说："是的，他的腿总在动。"或是说："没有，他的腿从来都不动。"但是确实有少数患者，在睡觉时感觉到腿在跳动，有时动到能把自己"吵"醒的程度，影响了睡眠。这种睡眠中反复发生的下肢肌肉收缩，称为睡眠中周期性动作，或夜间肌阵挛。

夜间肌阵挛可发生于任何年龄。实际上，婴幼儿在睡眠中肌肉跳动的情况很多，这是因为婴幼儿的神经细胞发育得还不够成熟，对肢体的控制不能随心所欲，所以容易出现肢体肌肉的兴奋性跳动，一般不需要治疗，等到神经细胞发育成熟后就能好转。儿童也经常有类似的肢体跳动，特别是做梦较多或白天过度兴奋的孩子更容易发生，有些家长对这种症状很敏感，怕孩子得了抽风病，就带上孩子到处求医，搞得大人和孩子都很紧张。成人发生夜间肌阵挛的机会较少，只有在做梦频繁的情况下才可能出现。老年人发生此病的机会比成人多，有时与下肢不宁综合征、椎管狭窄、下肢动脉硬化等病重叠存在，使诊断复杂化。

总的来说，男性发生夜间肌阵挛的多于女性。

夜间肌阵挛发生的原因不明，婴幼儿和儿童期可能和脑神经细胞发育不够成熟有关，有些患者有遗传病史，家庭中有类似的患者。多导睡眠仪检查常常是正常的，只是有阵发性的肌电活动夹杂在其中。

治疗上没有特效方法，用镇静药物可以暂时有效，但不宜长期服用。

入睡前腿总感到不舒服是什么病

有一部分中老年人在上床睡觉后就感到两条腿不舒服，这种不舒服的感觉很难形容，有人说是胀感，有人说是肿感，也有人说是酸麻、火烧、发热、发凉、发沉等，但并不是痛。这种不舒服的感觉常使中老年人无法入睡，只能下地活动，说也奇怪，活动后会好转，但再躺在床上又不舒服起来，逼得患者每天晚上总得起床 5~6 次之多，直到精疲力竭才迷迷糊糊地睡着，到次日醒来一切都正常，这种古怪的病称为不宁腿综合征。

不宁腿综合征的病因并不清楚。有人认为中老年人容易有下肢动脉硬化，血管变细，血流不太通畅可能是一个原因，但是为什么休息时发病，活动后反而好转？这和一般的血管病不符合。另外有人认为中老年人容易患骨质增生，椎间盘突出，如果腰骶部骨质增生和椎间盘突出，会造成腰骶部的椎管狭窄，影响局部的血液循环，也可以压迫神经。不过并非每一位不宁腿综合征的患者都有腰骶部椎管狭窄，所以椎管狭窄可能只是少部分患者的原因。还有人认为不宁腿综合征属于精神心理因素，如中老年人受到精神刺激，心境不舒畅，有些焦虑或抑郁反应，先有失眠，时间久了才发生不宁腿综合征的症状。总之，到现在为止，这个病的原因并未搞清楚。

多导睡眠仪检查并未发现不宁腿综合征患者有什么问题，因为患者一旦入睡后就没有不正常的表现，所以临床观察和仪器检查的结果很符合。

不宁腿综合征治疗比较困难。用镇静催眠药对一部分人有效，主要是帮助尽快入睡，减轻入睡前的各种不适感，但不能根本解决问题。适当增加下肢的活动量，睡前用热水洗脚，有条件时做做理疗有时挺有帮助。

夜间磨牙是因为肚子里有虫吗

小时候，我常听大人们说某某家孩子磨牙，感到困惑不解，进一步询问，大人们会说，磨牙是因为肚子里长了蛔虫，到了晚上入睡后，肚子里没有了食物，蛔虫感到饥饿，到处游动才导致磨牙。直到上大学住了集体宿舍以后，很多人才真正体会到什么是磨牙，原来磨牙是在睡眠期间出现的强烈的牙齿摩擦或咬牙，声音极其刺耳，而磨牙者本人往往并不知道。那么，磨牙是不是真的因为肚子里有蛔虫呢？

其实，这种说法是错误的。现代医学认为夜间磨牙是一种睡眠障碍。正常情况下，在人的大脑里存在一种抑制磨牙的高级中枢，当这个中枢受到疾病侵袭后，由于不能发挥抑制作用就会导致磨牙。此外，磨牙还与下颌关节畸形、心理压力增大有关。有些患者在参加考试、变换工作或丧失亲人的时候容易出现磨牙，便是心理压力导致磨牙的一种具体表现。目前，有医师发现磨牙还与应用多巴胺、抗抑郁和抗精神病等药物有关。

一般情况下，对于偶尔发作的磨牙患者并不需要特殊处理。若磨牙的发作与心理压力有关，可采取心理治疗。若磨牙是由于下颌关节畸形所致，则应请求牙科医生的帮助。如果磨牙是某种中枢神经系统疾病的后遗症，则可采取佩戴护牙托的对症处理。所谓护牙托，是一种橡胶装置，夜间睡眠时戴在牙齿上，可防止因磨牙带来的牙齿损害和噪声。

由于可引起磨牙的因有素很多，且不同原因的治疗方法不同，因此，如果存在严重的夜间磨牙，应及时到医院就诊以获得恰当的治疗。

有睡眠疾病的人不宜做哪些工作

俗话说："七十二行，行行出状元"。可是，有睡眠疾病的人虽然各行各业均有，不过，从医生的观点来看，有些人是不适合从事某些工作的。也许你会说，睡觉不好又不是什么大问题，难道在干工作方面也要受限制？只见过工作不努力被炒鱿鱼，没听说睡觉不好下岗的。

这可不是我小题大做。如果你睡不好觉，只是整天躺在床上，待在家里，大门不出二门不迈，那睡觉不好当然是小事一桩，然而只要你迈出家门，走进社会，那睡眠问题可就不是什么小问题了，也绝不仅仅是你个人的事。

有一组触目惊心的数字：美国每年交通事故中 45% 与睡眠障碍有关；意外事故中的比率则达到 50%。每年的经济损失达到 1000 亿美元。这事还小吗？

那么有睡眠疾病的人不宜做哪些工作呢？首先是涉及高危作业的工作，如建筑业和与高空作业有关的工种，应严格禁止有严重睡眠疾病的人参加。其次是交通运输行业。无数人的生命掌握在司机的手里，你不能让一辆满载乘客的汽车在司机的呼噜声中前进，这样的"无人"驾驶汽车怎能让人放心？此外，某些需要高度集中精力的行业，如航空监测、调度等，都应有相关的限制条例。发作性睡病患者、睡眠呼吸暂停综合征患者等在从事这些工作时应受到限制，服镇静催眠药物期间也应避免此类工作。

需要指出的是，并不是所有有睡眠疾病的人在工作时都受到限制，我们强调的是那些维持睡眠的疾病，如发作性睡病、睡眠呼吸暂停综合征等，而且还明确同疾病的严重程度有关，有这些疾病应该到医院诊治。

当然，有睡眠疾病的人，经过治疗好转后，还可以重新上岗。

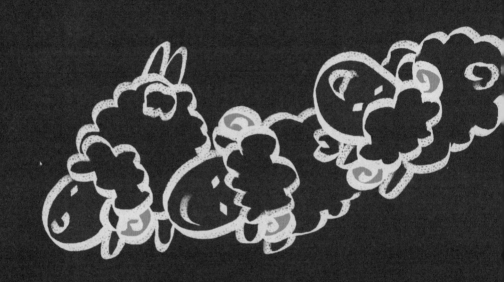

三

了　解　失　眠

"关关雎鸠，在河之洲。窈窕淑女，君子好逑。求之不得，寤寐思服。优哉游哉，辗转反侧。"《诗经》的第一篇十分形象地写出了一位失眠者的苦恼。这是一位多情者的失眠，他想着心爱的人儿，翻来覆去，怎么也睡不着！有个公司做过问卷调查，在 8000 多张问卷中，45% 左右的人反映自己有失眠情况。协和医院在北京、上海、广州、成都和南京也做过调查，调查结果是 60% 左右的人反馈自己睡得不好，尤其是医务人员，失眠的比例达到了 65%。

失眠是很常见的症状，有的学者认为失眠是一种病，也有的学者认为并不是病，只是某些尚未暴露出来或是已经出现的疾病的一种表现形式，因此，失眠的患者应该设法查清原因，进行及时而彻底的治疗。

按失眠的定义，可以将其分成三种形式，即入睡困难、凌晨早醒和睡眠时间缩短。所谓入睡困难是指人们上床后，过 30 分钟仍未入睡。因为通常上床后经过 20~30 分钟就应当可以睡着。凌晨早醒是指人们睡着之后在半夜突然醒来，不能再入睡，这种瞪着眼睛等天亮的状态是非常难受的。睡眠时间缩短是指某些人夜间的总睡眠时间少于 6 小时，这是用一般人的平均睡眠时间 8 小时来计算的。除此之外，半夜睡眠中醒来 2 次以上或是睡眠中噩梦频频也应看成为睡眠质量不高，不过不一定是失眠，只有与以上三种表现共同存在时才是失眠。

失眠的原因

引起失眠的原因有很多，如果归纳起来的话，可分为环境因素、躯体疾病、药物因素和心理因素四大类，如果发生失眠，就有可能是这四类因素中的某些因素单独或共同在起作用。

适宜的睡眠条件与环境，对睡眠来说是非常重要的。如果居所周围工地上机器彻夜轰鸣，居室内空气污浊、阴湿寒冷，被褥睡起来也不舒服，很难想象在这种条件和环境下能够睡得安稳。

各种疾病常常会导致失眠，疾病引起睡眠障碍的原因有以下几点：其一，疾病总会伴有躯体的不适，这些症状往往会在夜深人静时更加明显，以至于使人在夜里辗转反侧，不能成眠。举个例子，十二指肠溃疡的患者常有夜间上腹部疼痛，这样患者很容易在夜间痛醒；其二，疾病往往会给患者造成巨大的心理负担，通过这一间接作用可造成失眠；其三，很多精神疾病本身的症状之一便是失眠，如抑郁症、焦虑症、精神分裂症等。需要说明的是，疾病所造成的失眠常与疾病伴随发生，也往往能够随疾病的好转而好转。

　　有些药物可影响睡眠，如中枢神经系统兴奋药、酒精等
都可引起失眠。

　　心理因素是引起失眠的最重要又最不被重视的原因。喜
怒哀乐悲恐惊，这七情中任何一种情绪的过度表达都可引起
失眠，学习的紧张、工作的压力、与同事关系的不融洽、家
庭成员之间的矛盾、夫妻关系的不和以及意外事件所造成的
心理伤害都会造成失眠。心理因素可导致失眠，反过来失眠
又会影响人的情绪和心理状况，引起焦虑、紧张、担心、情
绪不稳，这些情绪反过来又会加重失眠，从而走入了怪圈。
由此看来，心理因素不仅可引起失眠，而且还会加重失眠，
在长期失眠者中，几乎毫无例外的都有心理因素的参与。

**按失眠的定义可以将失眠分
成三种形式，即入睡困难、
凌晨早醒和睡眠时间缩短。**

什么是假失眠

　　总认为自己患有失眠，而且白天确实感觉没精神，但是
家人却认为你睡眠很正常。如果你存在上述这种情况，非常

不幸，你可能患上了"主观性失眠"。

主观性失眠，又称为"睡眠状态感知不良"或"假性失眠"，它是指患者虽然主诉失眠或白天过度思睡，但并无睡眠紊乱的客观证据。可见于任何年龄，女性较为多见。大多数患者由于把在睡眠过程中发生的精神活动错误地判断为是清醒时出现的感觉而发病，少数患者则因不能准确估计睡眠时间而认为自己睡眠不足。在众多因"失眠"而就诊的人中，有些人是真正的患有失眠症，而另一些人则属于睡眠正常范围变动或假失眠。该类患者常因得不到有效治疗而并发焦虑或抑郁，或因不适当地使用催眠药物而出现药物依赖。那么，哪些"失眠"是假失眠呢？

一是把每天睡眠时间低于8小时当作是失眠。要知道，睡眠时间随年龄增长逐渐减少的。学龄儿童需要10~12小时，青少年需8~9小时，成年人需7~8小时，而老年人只要6~7小时就够了。而且每个人对睡眠时间的需求量个体差异也很大，有的人把一昼夜的一半时间用于睡觉，也有的人每昼夜只需3~4小时就足够了。

衡量正常睡眠时间要以本人平时的睡眠习惯作为衡量标准。例如一个平常每晚睡 9 小时的人，如果只睡 6 小时，就会产生失眠的感觉；反之，一个平常习惯于每晚只睡 5 小时的人，只要他本人感到自己睡够了，疲劳恢复了，那就是正常的睡眠。绝不能因为少于大多数人的平均睡眠时间而称之为失眠。

二是把正常范围内的变动当作失眠。例如老年人与年轻时相比，睡眠时间减少，睡眠深度变浅，夜间觉醒次数和时间增加，早晨也醒得较早，这是正常的。又如，由外界环境因素和精神刺激引起的暂时失眠，是人体的正常反应，过一段时间后即可恢复正常。此外，睡眠环境极差，如蚊虫叮咬、光线过强、噪声过大等，均可干扰睡眠。有上述情况者，最主要的是要消除思想顾虑，积极排除和减弱这些干扰因素。如果这些干扰因素过强或持续时间过久，或者处理不当，令人对失眠产生恐惧心理，以致形成恶性循环，则有可能发展为失眠症。

三是自我感觉上的错误。有些人主诉自己睡眠不好，但实际上睡眠很好。当他睡着之后，有人把他搬到另外一张床上，或在他脸上画了"眼镜"，

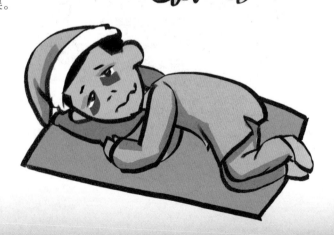

他都不知道，这时把他推醒，他却坚持说自己"根本没睡着"，若是问他眼睛周围的圈圈从何而来，他无言以对，但仍坚持说未睡觉。

对于假失眠患者，主要是让他们认识到自己睡眠正常，症状就会随之消失，不必使用镇静催眠药。

越担心越睡不着是怎么回事

在生活中，我们有时可听到如下抱怨：为什么我一躺在床上准备就寝就开始担心，而且越"努力"让自己睡着，头脑反而越清醒，但是在看电视或读报时却又总打瞌睡？其实这是一种病态，医学上称为心理生理性失眠或习得性失眠，是失眠的一种类型。

心理生理性失眠多见于中年女性，常由情绪冲动、旅行时差或短期住院等因素诱发。由于过分关注睡眠问题，导致心理紧张与激动，从而最终引起入睡困难。典型患者常具有"颠倒的首夜效应"，即与睡眠正常者在陌生环境中首夜睡眠变差的现象相反，他们在熟悉的卧室或常规环境中可整夜睡不着，而在陌生的旅馆、起居室的长沙发上或睡眠实验室内却能睡得鼾声如雷。这类患者尽管对于失眠问题非常痛苦，却常闹不清引起失眠的原因是什么，因此很难得到正规治疗，常自行服用镇静药或酒精等对抗失眠，最终引起镇静药过量、依赖、成瘾或酗酒，给健康带来不利影响。

多导睡眠仪检查是诊断心理生理性失眠的重要手段，主要表现为睡眠潜伏期延长、睡眠效率下降、觉醒次数和持续时间增多等。

培养良好的睡眠卫生习惯是治疗心理生理性失眠的首要方法，此外，国外有学者提出，对这类患者辅以光疗，有时可取得意想不到的临床疗效。有关如何培养睡眠卫生习惯及光疗的具体内容我们将在后面陆续谈到。

失眠者为什么多梦

经常听到有人说"昨晚没休息好，做了一夜的梦"、"我夜夜梦多，简直就没有睡"，于是白天工作、学习精力不足，仿佛梦真的耽误了休息。其实这种看法是错误的。做梦并能回忆梦境并不是睡眠不深的标志，也不能说做了梦就代表夜间没有睡好，因为不管你有没有梦的回忆和梦感，你每晚上都必定要做 4~5 次梦，说整夜做梦是夸张，说没有做梦也不现实。国内外学者都对说自己整夜做梦或梦多的慢性失眠患者做过多导睡眠脑电图，结果发现"梦多""整夜做梦"的患者的睡眠周期和正常人没有什么差别，其伴有梦的 REM 所占的比例和实际时间也没有明显缩短或延长；心理测验发现，这类体验同性格有关。临床观察及实验结果都证明，长期失眠患者的主诉是不可靠的，有心理紊乱现象，失眠者往往对入睡困难估计过高，而对总的实际睡眠时间估计过低。实际上，梦是 REM 的必然生理现象，而梦感则是醒后对梦中某些情节的回忆，或只留有曾做过梦的印象，却记不清楚梦的内容。主诉失眠伴多梦所说的梦实际是指梦感，与情绪因素和性格特点有关，失眠与梦感无必然联系，因而多梦不是判断失眠和失眠程度的客观指标。那么，为什么总会有人诉说"整夜做梦或梦多"呢？主要有以下几点原因：

（1）许多人对睡眠知识及睡眠与梦感的关系知道得很少，不了解睡眠的周期交替变化，不知道梦在睡眠中的地位、在生理上的作用，以及梦与梦感的区别。许多人对梦有恐惧感，认为做梦影响了睡眠。

（2）许多人不知道"做梦多"与人的情绪状态有关，他们对情绪障碍缺乏认识，不认为是病，又过分注重情绪障碍伴发的失眠、多梦、疼痛等症状，不知道如何调节和改善自己的情绪，从而夸大了不太客观的体验。

（3）对自己的健康过分关心，不知道梦与梦感没有副作用，过分关注梦感，导致梦感增强，结果又加重了对失眠的恐惧，以致形成恶性循环。

（4）有些人在 REM 期中醒来或紧接着 REM 期之后醒来，致使对梦境的回忆程度增高。

（5）个体功能状态差异。每个人的梦感不同，同一个人在不同的时期，功能状态有别，对梦感的程度也会不同。所以，有时感到梦多，有时感到梦少。失眠和梦感没有必然的联系。"整夜做梦"确实是自我感觉，绝不是有意捏造的。但感觉也可以出现错觉，因为不同的功能状态导致梦感不同，不能准确地反映客观事实。

失眠者为什么容易健忘

健忘是指人的记忆力减退，是人体智能活动障碍的一种表现，可由许多疾病引起，如脑血管病、帕金森病、一氧化碳中毒、脑外伤等都可引起健忘，表现为近期或远期记忆力减退、易忘事、注意力不集中等。

在短暂性失眠或失眠症早期，常无健忘症状。而当长期失眠，或失眠症状严重时就会出现健忘。长期失眠患者常常诉说自己记忆力减退，做事丢三落四，常常记不清物品放在什么地方，想不起来与自己很熟的人的名字，记不住上课时老师讲的内容，看完一本书后觉得脑袋里空空的，没什么印象。与脑子里有破坏性病变的记忆障碍不同，失眠患者的健忘症状主要是由注意力不集中、精神疲乏、缺乏兴趣所致；而脑子里有破坏性病变的人根本不能将识记对象保存在大脑里，因而也就无法回忆起来。需要特别指出的是，失眠引起的健忘一般程度轻，更不会进展到痴呆，而且它是暂时性的，是完全可以恢复的，可以随着睡眠状况的好转而好转，对此不必过分担心。

失眠导致健忘的原因有三点：

（1）由于大脑长期处于弱兴奋状态，容易疲劳，因而很多活动不能持久，学习时间稍长就容易走神。

（2）患者注意力和记忆力常集中在自己的病情和几件特别引起自己烦恼的事情上，常在这上面兜圈子，思想固执，容易钻牛角尖，因而不能将注意力集中在学习和工作上。

（3）对于病情的不利解释，患者常念念不忘，甚至达到不能摆脱的地步，从而抑制了对其他事物的注意力。

失眠和健忘本质虽不一样，但两者常同时存在，并且可以互相影响，失眠可导致和加重健忘，健忘也会间接地加重失眠。

世界上有从小就患失眠的人吗

一提起失眠，人们大多认为只有成年人才会有，其实不然，有一类患者出生后即可出现失眠，而且终生无法获得充足的睡眠，医学上将这种疾病称为"特发性失眠""儿童期起病的失眠"或"终生失眠"。

特发性失眠是一种较少见的疾病，病因至今并不十分清楚，少数患者具有遗传倾向。多数学者认为特发性失眠可能与神经系统对睡眠觉醒系统的调控异常有关。一般认为，睡眠觉醒中枢包括睡眠中枢和觉醒中枢两个部分，特发性失眠即是由于觉醒中枢兴奋性过高或睡眠中枢兴奋性过低所致。

　　除不能入睡、觉醒次数增多或早醒等睡眠紊乱的症状外，特发性失眠患者还常因慢性睡眠不良而常具有日间功能低下的表现，严重者甚至无法坚持工作。少数患者在儿童期或青少年期可并发神经系统症状，如诵读困难或运动功能亢进等，脑电图检查常有异常表现。此外，该类患者常因过量饮酒、服用催眠药物以诱导睡眠而并发酗酒和药物成瘾。

　　与心理生理性失眠和主观性失眠不同，特发性失眠患者应接受药物治疗。但由于引起儿童失眠的因素较多且不正规的药物治疗易导致药物成瘾，因此，若发现自己的孩子有失眠时，切不可自行诊断及用药，应到医院就诊，在医生的指导下进行有效治疗。

如何应对时差引起的失眠

　　人们长期以来就形成了一套适应环境的规律，如何时醒转、何时起床、何时工作、何时睡眠都是相对固定的。神经系统、内分泌系统、免疫系统以及其他的内脏器官为了适应环境，进行协调和控制，使生命活动能够正常进行，医学上称之为生物钟。虽然我们直到现在都还说不清生物钟究竟是什么，但科学家已经发现，它同太阳的升起和下落有很大的关系。

时差是由于原来相对稳定的生物钟节律被打乱了，该睡觉的时间不能睡，而该醒的时间又非睡不可，结果导致严重的失眠。适应能力强的人在一两天内就能建立起新的生活节奏，把生物钟调整好，以适应新的生活环境；可怜的是有些适应能力差的人，也许要调整十来天，甚至一个月才能重新建立起新的生活节奏，这段时间对他们来讲简直是灾难性的。他们白天昏昏沉沉，头脑不清醒，工作效率低下，可是到晚上，却精神陡长，头脑清醒，不能入睡。

第一次出国访问的人一定能深刻体会到时差对睡眠的影响。比如去美国，如果上午飞机起飞，才到下午天却黑了，而到晚上天又逐渐亮了，等终于下了飞机，正好是你习惯于上床之时，可当地却正是清晨，你又如何能入睡呢？所以，访美的第一关应当是时差关。

既然如此，想要克服时差给人体带来的影响，就得预先做好准备。如坐上飞机就要开始适应目的地的生活作息制度，在飞机上尽量设法入睡，也可以服用一些超短效的催眠药等，以免到了目的地后不适应。

想要治疗时差导致的失眠，可以选用生理性的办法。使人体适应太阳出没的物质是褪黑激素，这是松果体分泌的物质之一，与白昼与黑夜的节律相适应是它的主要功能，因此很多学者建议用褪黑激素来调整。具体的做法是：如果飞机由西向东飞，由于西方的白天正好是东方的黑夜，就建议在飞机上服用褪黑激素 3 毫克帮助入睡，强迫自己适应东方的睡眠习惯；相反，如果飞机是由东向西方飞，由于东方的黑夜正好是西方的白天，就不建议在飞机上服药，等到了西方后正值黑夜，就可以服药，按西方的睡眠时间休息，这样做比较容易适应时差。当然每个人对时差的适应能力不同，年轻人相对容易适应些，老年人就相对难些。

对于调节起来实在困难的时差反应，现在有些学者建议不管是由西向东飞行还是由东向西飞行，在飞机上就开始服短半衰期的药物，如唑吡坦（思诺思）5~10 毫克，在飞机上入睡，而到了目的地之后，服用中枢兴奋药莫达非尼使人兴奋，用这种方法来调整时差效果较好，而且时间短暂，不必长期用药。

如何应对睡眠环境变化引起的失眠

双休日找一个山清水秀、景色宜人的旅游景点去放松一下是现代都市人的向往，可是有些人到了夜晚，尽管夜深人静，无车响人声，也无灯光噪声，却了无睡意，在床上躺了两个多小时，头脑反而越来越清醒，岂非咄咄怪事！

其实说怪也并不怪，因为居住环境对人们的睡眠实在是太重要了。在熟悉的环境里，身体的触觉、嗅觉、听觉、视觉等感觉都恰到好处，毫无隔阂，躺在床上很快就能入睡。如果睡眠环境变化了，哪一部分的感觉不适应了，都会造成失眠的后果。

这种例子可以说是不胜枚举的，如果是在熟悉的家里，哪怕附近有铁路，夜间频频驶过的火车隆隆声，甚至鸣叫的汽笛声，都不会把人吵醒；可是当你睡在宾馆里，就是卫生间水管漏水的嘀嗒声、空调的嗞嗞声、暖壶里发出的小噪声都会使你不得安宁、焦虑不安、难以入睡。这就是听觉不适应的例子。触觉的不适应也很突出，在家里，不论床铺是软是硬，枕头芯是羽绒的还是荞麦皮的，被子是厚是薄，都不会影响你入睡；可是在宾馆里，尽管枕头十分柔软，床铺整洁平滑，毛毯细软轻柔，睡在床上总觉得不是太冷就是太热，不是太软就是太硬，不是太薄就是太厚，这种触觉和家里全然不同，结果就造成了失眠。

当然，这种现象

仅仅是发生在很少一部分人身上，但是对于年龄偏大的、神经类型不太稳定的、平时比较容易兴奋的人，就得多加注意，至少在双休日准备外出旅游之前应当有个思想准备，这样才能享受一个真正松弛的、愉快的假期。

"三班倒"为什么会引起失眠

小王是纺织厂的女工，在纺织车间已经工作8年，已经习惯了织布机嘈杂的吵闹声，可是工厂"三班倒"的工作制度却成了她的心病。她必须第一个星期上白班，从早上8点工作到下午4点，第二个星期上小夜班，从下午4点工作到晚上12点，第三个星期上大夜班，从晚上12点工作到早上8点，然后再重复一遍。虽说有休息日，可不一定是星期六或星期日。所以她在第一个星期，早上6点半就得起床，在第二个星期要半夜1点才能回家，而第三个星期则必须在白天睡觉。由于睡眠时间颠三倒四，经常变化，渐渐地，她感到很疲劳。8年下来，她先是在上了大夜班之后，觉得很难在白天入睡，后来情况越发严重，即使是上小夜班回家后也不能很快入眠，慢慢患上了失眠症。

这种因为作息制度的经常变动而引起的失眠并不少见，凡是需要上夜班或熬夜工作的人们都有可能患病。像护士、医师、纺织工人、化工厂工人、炼钢工人、演员、导演、飞机驾驶员、空中小姐、记者、编辑等工作岗位的从业人员中都不乏失眠的患者。究竟是什么原因导致他们失眠的呢？生物钟的紊乱无疑是主要原因。所谓生物钟，是松果体分泌的褪黑激素使人体为了适应太阳出没而形成的生物节律，其中最突出的表现就是"日出而作，日落而息"，也就是当太阳升起时，人体就开始兴奋，以适应工作的需要，而当太阳落山时，人体就开始抑制，以适应休息或睡眠的需要。"三班倒"或上夜班或长期熬夜的工作人员，其生物钟违背了正常规律，久而久之，就导致了失眠。可见长期"三班倒"、长期上夜班或是经常熬夜的工作，对人体确实有不利的影响。

饮食不当会引起失眠吗

难道吃东西也和睡眠有关？但事实上，两者确实有关。俗话说"饭吃七分饱"，这并非没有道理，过饱或过饥都不利于睡眠，晚餐吃得过饱自然会使人难以入眠，而想克服饥饿的感觉而进入梦乡，也是很困难的。

现在有些人由于工作需要，几乎每晚都要出席宴会，宴会上觥筹交错，味美肴佳，倘若每晚都饱餐而归，时间久了就会出现失眠症状。有些人是入睡困难，在床上躺一两个小时都难以入眠。更多的人是睡眠不实，常在半夜里莫名其妙地醒转来，而且再也难以入睡。这些症状都符合现代医学的失眠症，而且直接与饮食过饱有关。祖国传统医学也认为"胃不和则卧不安"，"饮食过度，食不消化，郁而化火，热扰心神"。看来对于晚间饮食过饱造成失眠，中西医的看法相当一致。

如果仔细分析一下饮食的成分，就不难看出为什么吃得过饱会失眠。

首先，晚宴上常常有咖啡、浓茶、可乐类饮料，这类饮料中都含有咖啡因，那是中枢神经的兴奋剂，饮用后本就容易引起失眠。

其次，在吃了过量的高蛋白、高脂肪、高碳水化合物的食物之后，胃肠道的工作量增加了，本该休息的胃肠道不得不加班加点才能把多余的营养物质消化掉，万一消化不完全，就会产生过量的气体和食物残渣，产生腹胀和便意，影响睡眠的质量。

第三，食物中的调味品不少，如果食盐吃得过多，就会发生"一过性钠中毒"，这也会使中枢神经系统的兴奋性增

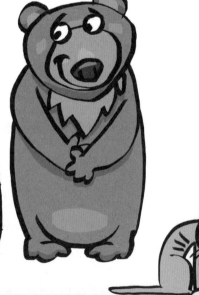

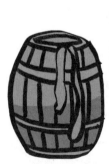

高，导致失眠。当然，摄入食盐过多对高血压患者来讲还有另一重危险性，那就是使血压更高，容易产生心、脑血管病。而食物中的味精（学名：谷氨酸钠）虽然能使菜肴更鲜美可口，但也有有少数人会对其发生过敏反应，如皮肤瘙痒、面部潮红、气短、憋气等，这些也能引起失眠。

吃得太饱了会让人难以入睡，相反，饿着肚子的时候也照样睡不着，即使勉强睡着了，也常常因饥肠辘辘而醒来。这是因为胃排空后会形成所谓的"饥饿状态"，而饥饿所产生的不适感会上传至大脑，另外，饥饿时血糖降低，血糖降低的信号也会传至脑部，从而引起睡眠困难。目前，瘦是一种时尚，一些人过分追求苗条，为此过度节食，每餐进食很少，甚至干脆饿着肚子，这样急功近利，体重虽然能减下去，却容易诱发睡眠困难，甚至失眠，结果严重影响身体健康和正常的工作学习，得不偿失。

由此看来，过饱、饥饿、不适当的减肥节食都可影响睡眠，导致失眠。如果睡前确实觉得饿，可以喝半杯牛奶、吃两块饼干，千万不要胡吃海塞。

食物过敏也会导致失眠

也许你可能觉得有些困惑，失眠和食物过敏，这明明是两件风马牛不相及的事情，但是，在睡眠医学中，确实有一种疾病将这两者联系在了一起，那就是"食物过敏性失眠"。

食物过敏性失眠是指由于机体对某种食物产生过敏反应而引起的入睡困难和睡眠维持障碍。主要是由患者对食物耐受性差，产生急性过敏反应所致。常见的食物过敏原有牛奶、鱼类和蛋类。多见于 2 岁以内的儿童。起病较急，常表现为在摄入某种特殊食物后不久即出现入睡困难和频繁觉醒，同时可伴有食物过敏的其他症状，如皮肤瘙痒、呼吸困难或胃肠道不适等。还可出现哭泣、情绪不稳、行为激越或白天懒散等精神症状。

本病常开始于婴儿期，在 2~3 岁时多可自行缓解，预后较好。治疗上应以预防为主，尽量避免摄入以前曾经导致过过敏的食物，必要时，可在专科医生的指导下进行系统脱敏治疗。对于过敏症状严重者，可适当应用抗组胺类药物或去甲肾上腺素，前者除抗过敏外，还可通过其镇静作用，在晚上服用以改善睡眠。

预防失眠，刺激性饮料要适量

所谓刺激性饮料，主要是指对大脑有兴奋作用的饮料，最有名的为茶、咖啡和可可。它们深受各国人民的喜爱，然而，在这些饮料中，或多或少的，都含有咖啡因。

我们不妨来看看各种饮料中咖啡因的大致含量：一杯茶中，无论是茶叶还是袋泡茶、红茶还是绿茶，都含有咖啡因，含量为30~100毫克；一杯煮的咖啡（用咖啡豆磨碎后用火煮）中含咖啡因90~140毫克；用开水沏出的速溶咖啡中含咖啡因66~100毫克；热饮巧克力（也称可可茶）中含咖啡因5~50毫克；一条中等大小巧克力中含咖啡因25~35毫克；一罐可乐中含咖啡因25~50毫克；等等。

咖啡因是一种很好的大脑兴奋剂，能全面兴奋大脑，使人提高注意力，增强记忆，加快思维，提高工作和学习效率，

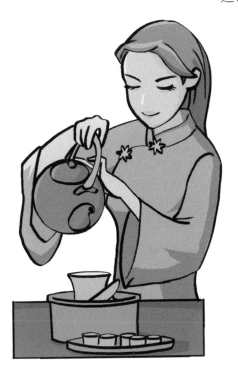

这也就是茶、咖啡、可可等饮料受人欢迎的原因。可是大量服用势必会兴奋大脑引起失眠。有人测定，每人每天咖啡因最大摄入量为200毫克左右，如果超出这个量，还可能造成咖啡因急性中毒。

咖啡因急性中毒的表现有：烦躁不安、易激惹、发脾气、失眠、面色潮红、多尿、胃肠道不适、心动过速、话多、易冲动、肌肉颤抖等等。这是一种很危险的状态，需医师急诊处理。

实际上，过量摄入咖啡因还有一个更严重的问题，那便是成瘾性，不少人习惯于饮用大量浓茶和咖啡，一旦停止饮用，就会发生戒断症状。此时，人会变得疲乏无力、脑力迟钝、注意力不集中、记忆力差、工作和学习效率下降、头痛、头晕等，十分难受，需1周左右才能逐步好转。所以，饮用刺激性饮料宜适可而止，不可过量。

酒精与睡眠障碍

在漫长的历史长河中，我们的祖先发明了各式各样的酒，形成了很有特色的酒文化。但不论是白酒、果酒、黄酒，还是米酒、高粱酒、地瓜酒、葡萄酒，万变不离其宗，其中都含有酒精。

酒精，化学名叫乙醇，由粮食或果料发酵而得，有特殊的香味。但最令人难忘的是饮酒以后中枢神经系统的变化。在宴会上，宾主觥筹交错，酒精进入体内，很快便被胃吸收而进入血液中，随后跟着血液流遍全身，在这个过程中，产生最重要作用的内脏是脑和肝。在少量饮酒后，小量的酒精对中枢神经系统（脑）产生兴奋作用，于是，酒席中话就多了起来，主宾喝得愉快融洽，深感相见恨晚。此时人会感到兴奋，毫无睡意。我们不难看出，仅仅小量的酒精就能够导致人失眠了。

如果谈兴甚浓，酒意也酣，接着喝下去，小脑功能就会失控，饮者说话不清楚，手拿杯子不稳，走路摇摇晃晃，医学上称为共济失调。大脑的功能也有变化：脾气急躁、容易发火、好挑刺，这个时期比较危险，所谓酒后出事往往出在这个时期，如驾驶车辆闯祸，一言不合就吵架、斗殴，甚至毁物、伤人。

若是此时还继续往下喝，大脑就挺不住了，进入抑制期：人会昏昏沉沉进入梦乡，如果饮酒过度，还有可能昏迷不醒，这就很危险了。

上面讲到的是急性饮酒或是一次性过量饮酒造成的睡眠障碍。而如果长期大量饮酒，还可引起酒精依赖性睡眠障碍，这种睡眠障碍主要与酒精滥用导致的耐受性、依赖性和戒断症状有关，多见于 40 岁以上人群，患者最初常有入睡困难，试图借助酒精帮助入睡，多在上床入睡前 3~4 小时饮酒。起初的确能达到改善入睡的目的，但随着时间的推移，酒精对睡眠的诱导作用逐渐减弱，此时，便可产生不易察觉的戒断症状，如从睡梦中突然醒来、出汗、头痛和口干等，进而可继发与酒精相关的睡眠维持障碍。如果突然戒酒，还可导致严重失眠、夜间频繁觉醒。少数患者可出现心理性酒精依赖，即认为只有持续地每晚饮酒，才不会出现睡眠障碍。治疗上应以采用心理、行为等各种戒酒方法为主，对睡眠障碍，可在医生的指导下适当应用一些催眠药物，但服药时间应与饮酒时间严格分开，一般饮酒后 3~4 小时内原则上不宜使用催眠药物，而且应严格控制催眠药物的使用时间，不宜长期使用，以免产生新的依赖。

吸 烟 与 失 眠

大家都知道"吸烟有害健康"，那么，吸烟也会对睡眠造成影响吗？有人对吸烟与不吸烟者做了一个研究，发现吸烟者晚上从上床到入睡的时间比不吸烟者平均长 18.8 分钟，而在戒烟 5 天后，夜间醒着的时间平均缩短 45.6 分钟。由此看来，吸烟的确能导致失眠。

为什么吸烟会影响睡眠呢？原来，各种烟草都含尼古丁，研究发现，小剂量尼古丁有轻度的镇静和放松作用，但高浓度尼古丁的作用类似于咖啡因，可增加肾上腺素的释放，刺激中枢神经系统，起到唤醒的作用，增强警觉度，使人难以入睡，夜间易醒，严重者在午夜可因出现戒断症状而醒来。

另外，由于烟对呼吸道的刺激，使呼吸道黏膜受损，造成炎症、水肿、分泌物增加，常可引起夜间的剧烈咳嗽，使吸烟者在夜间咳醒或憋醒，从而影响睡眠。对于长期吸烟者，其慢性支气管炎、肺气肿、肺心病的发病率明显增加，这些病的特点就是咳嗽、咳痰、喘憋，尤其在夜间明显，会严重影响睡眠。

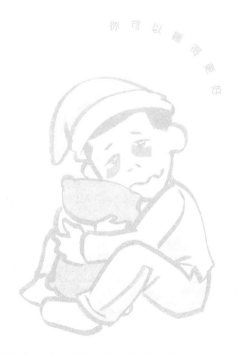

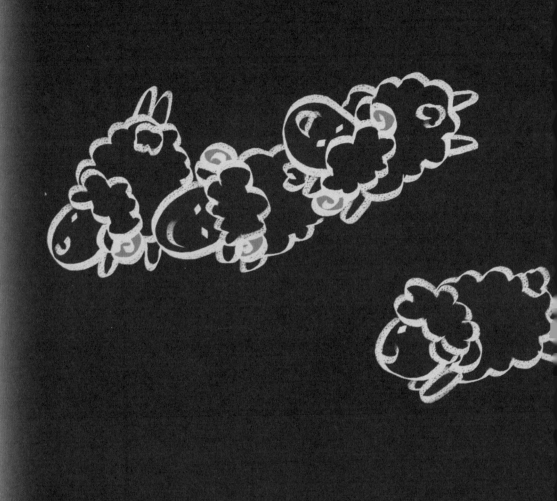

四

不同人群的睡眠障碍

不同人群在工作、生活上都有不同的特点，引起失眠的原因也各不相同，这个部分我们来介绍不同人群的睡眠障碍。

幼儿

在我们的认知中，总觉得孩子们无忧无虑，不会出现睡眠障碍。其实不然，幼儿也有可能出现各种睡眠障碍。

儿童与成人不同，处在生长发育旺盛时期，神经系统虽然发育还不成熟，但修复的能力很强，有很大的可塑性。应当说儿童的睡眠是很好的，需要的睡眠时间也比成人长，但确实有些儿童睡眠较差，其中的原因比较复杂，这里我们只能作一个简要的分析。

我们前面讲过，睡眠对于孩子的生长极其重要，如果对幼儿时期的睡眠障碍应对不当，可能会给孩子带来难以挽回的影响。

婴幼儿应当睡眠长达 18 小时以上，如果烦躁不安、啼哭不眠，并非是饥饿或排尿便所致，应该想到全身感染性疾病的可能性，如发烧、腹泻等，个别的情况也要考虑颅内感染或出血的可能性。请儿科专家诊治是首要的步骤。

学龄前儿童通常睡眠也较多且深，如果不易入睡，经常醒转，也要想到全身疾病的可能性，特别是发烧、头痛、咳嗽、咽痛、腹泻等。五官科的疾病比较隐蔽，但也足以影响睡眠，如鼻窦炎、中耳炎、龋齿等。有些寄生虫病也会造成睡眠不好，像蛲虫病经常造成肛门口痒感，蛔虫病引起消化不良等，需要化验大便来确诊。少见的情况如结核、肝炎等引起儿童低热、烦躁不安等，也会造成失眠。

除此之外，幼儿常见的睡眠障碍包括"入睡相关性障碍"和"强制入睡性睡眠障碍"。

入睡相关性障碍是指在入睡时由于缺乏某种明确的与睡眠本不相关的因素而发生入睡困难的现象。多见于3岁以下的幼儿，主要表现为到了应当睡眠的时候，当某些已经习惯形成的能够诱导入睡的相关因素存在时，患儿就可迅速入睡，否则便发生入睡困难或夜间醒后再度入睡延迟。曾经有位朋友向我讲过这样一件事情：她有一个小侄子，还在上幼儿园，小家伙长得虎头虎脑，甚是可爱，可就是有个小毛病，晚上睡觉时嘴里必须咬一条小毛巾，而且是一条固定的破烂不堪的毛巾，否则就难以入睡。仔细询问后才知道，原来在小家伙的婴儿时期，他的父母无意间发现，只要让他在睡觉时嘴里咬一条小毛巾，他就不哭不闹，并能很快入睡。初为父母疲惫不堪的他们好像发现了新大陆般高兴，每当想哄宝宝睡觉时，就给他一条小毛巾咬着，只求宝宝乖乖睡觉，不要哭闹，他们也能忙里偷闲，稍稍歇口气。久而久之，宝宝就养成了这个坏习惯。除了咬毛巾之外，能够诱导患儿入睡的常见相关因素还有入睡时喂奶、吸吮橡皮奶嘴、由照料者拍背、摇动、讲故事等。由于入睡相关条件常常有照料者参与，入睡相关性障碍的频繁发生可能引发照料者失眠、情绪激动或受挫感，甚至引起家庭关系紧张，影响家庭成员与患儿的相互交流，对患儿的呵护也减少了温馨和亲切感，而患儿若长期得不到满意的入睡相关条件，也可因睡眠不足而出现情绪易激惹和易发脾气。

由于本病的发生与照料者不恰当的照顾密切相关，因此在治疗时，原则上应以预防照料者在患儿6个月前建立不良的入睡相关习惯为主，若不良习惯已经形成，可采用心理治疗或行为治疗的方法，消除患儿对入睡相关条件所建立起来的"条件反射"。原则上不宜采用药物治疗，但若患儿伴有明显的情绪障碍或强迫行为，可在医生的指导下适当应用一些药物。

强制入睡性睡眠障碍是一种源于儿童期的睡眠障碍，是指由于照料者不适当地强迫儿童就寝，结果导致即使已到达就寝时间，儿童也拖延或拒绝上床睡觉，最终导致患儿入睡延迟、睡眠不足，部分患儿可由此继发情绪不稳、烦躁、易激惹、注意力不集中、学习成绩下降、在幼儿园或学校表现不良等。通常只有当照料者采取强制性措施，如发脾气、训斥、辱骂、威吓甚至殴打时，患儿才能较快入睡，否则睡眠将会延迟，此后，只要缺乏照料者的强制手段，患儿便不能入睡。本病一般在 3 岁左右开始发病，男童多见，到青少年以后，随着年龄的增长及学校的教育，在提高对充足睡眠重要性的认识后，病情可逐渐改善。

　　由于这种睡眠障碍主要是由于照料者采用的让患儿就寝的方法不恰当或因照料者本身存在问题——如情绪抑郁、酒精中毒、药物滥用或成瘾、自身工作时间较长等所导致的，因此，在治疗中应重点针对照料者，根据不同情况采取相应措施，对于患儿，应以心理治疗及睡眠卫生教育为主。

儿童

　　有人对 302 名小学生进行问卷调查，发现儿童的睡眠障碍主要为失眠（39.7%）、梦魇（36.4%）、梦呓（25.5%）

和磨牙（15.9%）等，但失眠的程度一般较轻，程度较重者不足 10%。除失眠外，比较常见的还有异常睡眠，低年级多见磨牙，而高年级多见梦魇。

当孩子出现睡眠障碍时，首先应考虑发生疾病的可能性，及时带孩子到医院检查就诊。若是排除了这种可能，那就需要考虑一些社会心理因素，学龄儿童的神经系统发育不完善，很容易受外界环境的影响而发生睡眠障碍。家庭的纠纷、父母亲抚养孩子观点上的差别、经济状况、学校里老师的态度、与同学们的交往等都有可能影响儿童，有些性格较内向或不稳定的儿童会产生焦虑或抑郁的情绪，以致失眠。目前每个家庭只有一个孩子，独生子女的心理素质的形成是十分重要的，不少独生子女依赖性太强，独立生活能力差，遭受挫折后克服困难的能力差，所以心理障碍并不少见，失眠也不少见。这点应当引起社会、家长、老师的注意，切勿以为儿童不会患心理障碍。

另外，孩子们的学习负担过重也是睡眠障碍多发的重要原因。有些学校将学习抓得很紧，课堂上要求学生努力听讲，课后留很多作业。有为数不少的儿童仅做作业就要做到晚上八九点钟，此外还要为课堂上的多种小测验做准备，在学习压力下，孩子往往会失眠。在很多家庭中，孩子既是父母的掌上明珠，还是父母的全部希望，父母不仅会监督他们的课堂学习，还要让他们学习琴棋书画，外加英语和电脑。可怜

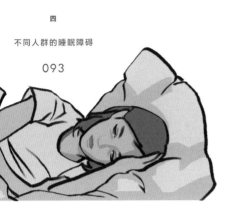

这些孩子，上午学画画，下午学钢琴，晚上还要学英语，连休息日也被安排得满满的，他们精神紧张，压力很大，又怎么可能睡好觉呢？

青少年

青春期是人脱离孩提时代，成长为独立的成年人的一个重大转折时期。在这一时期，发生的巨大改变并不仅仅是身体快速生长发育，出现第二性征，还有心理的成熟。繁忙的课程、紧张的学习、频繁的考试已经使他们身心疲惫，再看看父母的全力支持、老师的殷切期望，我们就不难理解他们所承之重。倘若他们没有一个健康的心理适应过程，就很容易出现情绪紧张、精力不足，乃至失眠。

另外，随着青春期的到来，青少年学生开始对异性产生好奇和兴趣，对恋爱对象懵懂的依恋与老师、家长对早恋的极力反对，都会对青少年还不太成熟的心理产生极大的影响，两面夹攻，失眠也就不足为怪了，可谓是"成长的烦恼"。

此外，大考前也是中学生睡眠障碍的高发阶段。每年的六七月份，临近升学考试时，神经科门诊就会有大量学生因睡眠不好来就诊，要求服用镇静催眠药物。在睡眠医学中，把这种因考试、亲人死亡、离婚、失恋、失业等可引起情绪明显波动的应激性因素导致的短暂性睡眠障碍称为"睡眠调节性障碍"。它是一个由心理因素影响睡眠的典型代表，随着情绪反应的缓解，这种睡眠障碍可很快恢复正常。多见于情绪易受影响的人，女性较男性多见，一般是由于心理刺激因素产生的应激反应所致。部分患者常伴有明显的情绪变化，如焦虑、哭泣、抑郁、易激惹等。

多数患者无须特别治疗，随着应激源的消除及心理承受能力的提高，睡眠障碍可得到改善。少数失眠症状突出的患者可在医生的指导下短期、小量应用一些镇静催眠药物。

青 年 学 生

青年们进入大学后所面对的世界比少年时代要大得多、复杂得多，发生睡眠障碍的原因也远远要比中学时期复杂。在不同的阶段，他们会有不同的烦恼，导致睡眠障碍的诱因也各有不同。

高考结束，许多新生进入自己梦想中的校园。在兴奋与期盼之余，他们远离家乡，远离父母，独自面对陌生的周围环境，饮食可能也不习惯，生活和学习一切都只能靠自己。有些学生难以适应新的环境，常产生孤独感，情绪波动较大，吃不好，睡不香。还有些人高考不顺利，所上的学校和自己期望的相差甚远，理想和现实出现了巨大落差，这时候就很容易出现情绪和睡眠问题。研究发现，家庭经济困难的学生的失眠发生率明显高于普通学生，这说明家庭和经济状况对大学生的睡眠很有影响。我们不难想象，如果学费和生活费还没有着落，学生们又怎能睡踏实呢？

在进入高一层次的学校后，很多学生发现"山外有山，人外有人"，自己不再是老师的宠儿，不再是班里的尖子生，这种失落感并非每个人都能适应，往往会导致情绪改变和睡眠不好。上学期间的恋爱问题、人际关系问题和功课压力都是影响睡眠最重要的心理社会因素。而大学生的住宿条件通常比较拥挤，宿舍环境嘈杂，平时作息不规律，这些环境因素也都不利于睡眠。

待到临近毕业了，是找工作，还是考研？如找工作的话，找什么样的工作？与恋人的关系将怎么处理？诸如此类的问题会摆在每一名即将毕业的大学生面前，在即将走向社会的时候，在毕业的压力和前途的不确定之下，睡眠不好就不足为怪了。

由此可见，心理社会因素是大学生失眠的主要原因，恋爱问题、同学关系、经济状况、学习成绩、毕业压力是影响睡眠的常见原因。

职场人士

初入职场时，很多人踌躇满志，跃跃欲试地想要放手大干一场。但是有相当一部分已经参加工作的人晚上却经常失眠，不是入睡困难，就是半夜频频醒转，很难安睡到天明。

其实，职场人士在工作岗位上，有各种各样的压力，如果在进入职场前有思想准备还好，如果没有任何准备就难免缺乏应对方案，就很容易导致思想和精神上的紧张，久而久之，会引起焦虑甚至抑郁，失眠就在所难免了。

职场人士人口基数大、组成比较复杂，发生睡眠障碍的原因也很多。职场业绩当然是最常见的问题，如果领导分配给你的份额完不成，而别人都完成了，这个压力相当于期末考试不及格，不难受是不可能的。而要弥补这种情况，就得日思夜想如何改善，失眠就会随之而来。

就算业绩上去了，到了一定时候就会出现升职问题，同时进入职场的同事都升职了，唯独自己没升，这种滋味确实不好受，失眠也就产生了。

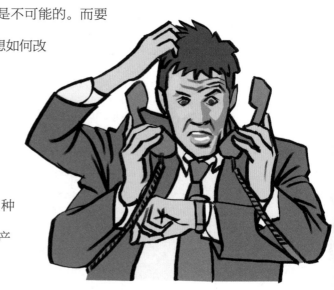

有些人工作能力出色，职业发展也很顺利，走上了重要的工作岗位，可是如何使自己的工作运转顺畅，这也是让人很伤脑筋的事。很多领导在夜里也照样失眠，这是因为他们要考虑的事情的数量和复杂程度要远远超过一般人的想象。

至于职场之外的大小事项，同样也会对人产生影响。如家庭生活美满与否，与父母家人的关系如何，孩子的教育是否顺利，诸如此类的问题也能给职场人士带来相当大的纠结，由此产生的焦虑和抑郁情绪，常常也是失眠的原因。

婚恋

婚恋和睡眠障碍的关系十分密切，恋爱时节，花前月下，卿卿我我，难舍难分，"一日不见，如隔三秋"，晚上思念意中人，难免会睡不着。如果恋爱的结局不如意，失恋造成的睡眠障碍则更为严重。所以说恋爱常常伴随着不眠之夜并不为过。

即使恋爱成功，在准备结婚的阶段，也有太多的事会让人睡不着。首先是经济基础，双方都要筹集相当一笔款项方能成就好事；其次要有住宿之地，单位分房的时代已经基本结束，如何买到一套房子就成为相当重大的话题和实际问题；最后，纵然一切条件都已具备，正式举行婚礼的筹备、各项细节也还有不少事情需要操办，婚前有一段时间要面对睡眠障碍，几乎已成为新婚夫妻的惯例。

婚后生活多半美满，可是有些新婚夫妻在婚前来不及或不愿考虑的问题在婚后会逐渐暴露出来，如双方性格不合、对双方长辈的态度各异、家庭开支的安排，甚至生儿育女等方面，都不见得步调一致，这样就难免磕磕碰碰，时间一久，分歧增加，矛盾暴露，就可能引起同床异梦，睡不着、睡不好也就在所难免了。

第三者插足是婚后生活最容易造成裂痕的因素，试问，如果夫妻之间介入了第三者，还有可能睡得安稳吗？相信当事人只能瞪着眼睛等天亮了。

离婚也是造成睡眠障碍的重要因素。以美国作为例子，其离婚率高达 50%，即每两对结婚者中有一对会分手，可见离婚似乎是司空见惯的事，但在美国学者制订的生活事件量表中，离婚所引起的心理创伤仍占 75 分（最高分为 100 分）。所以即使在美国，离婚也并非是件好事。离婚必然会使夫妻双方在相当一段时间内感情失落，产生睡眠障碍。

离退休人员

有个奇怪的现象：有些人在上班时，虽然工作繁忙，但身体很好；退休了，清闲下来了，身体却不行了，失眠、健忘、身体不适，这些毛病一下子都来了，这是怎么回事呢？

在引起离退休人员睡眠障碍的诸多原因中，心理社会因素最值得一提。从工作岗位上退下来，尤其是从领导岗位上退下来以后，很多人会产生失落感、衰老感、被人遗忘感，心理状态失衡，觉得自己不再是社会的中心，被边缘化了。子女因忙于工作，无暇照顾，也会让他们觉得寂寞、孤独、被冷落。另外，过分担心自己的身体状况，对疾病恐惧、害怕，由于同伴或老伴患病甚至故去造成的心理负担和引起的悲痛，都会导致离退休人员情绪波动和睡眠障碍。

生活习惯的改变也是一个很重要的因素，离退休人员平时闲在家中，无事可做，白天睡眠过多，夜间就再也睡不着了。睡前喝茶、饮咖啡、吸烟等均可造成兴奋难眠或夜间易醒。

除此之外，离退休人员本身存在的躯体疾病和用药也会加重失眠。例如冠心病、慢性支气管炎、肺心病等疾病都会造成夜间睡觉不好，使用利尿剂则会使夜尿增多，频繁起夜，影响睡眠。

老年人

睡眠障碍的发生和种类与年龄有一定关系，与年轻人相比，睡眠－觉醒节律的紊乱是老年期睡眠障碍的主要特征，主要表现为：睡眠时间在昼夜之间重新分配，白天瞌睡增多，经常打盹，夜间睡眠减少；早睡早醒，夜间睡眠浅而易醒，睡眠效率下降。老年人多导睡眠仪反映的特点是：入睡潜伏期延长，非快速动眼相（NREM）的Ⅰ期（浅睡眠）增加，而非快速动眼相的Ⅲ、Ⅳ期（深睡眠）减少，快速动眼相（REM）缩短。

引起老年人睡眠障碍的原因有以下几种：

（1）生理性因素：夜间睡眠少，睡眠节律出现紊乱。这是随年龄增长出现的生理现象。

（2）脑部器质性疾病：老年人患中枢神经系统疾病的可能性大大增加，常见的中枢神经系统疾病有脑血管疾病、阿尔茨海默病、帕金森综合征等，这些疾病常伴有睡眠障碍。

（3）全身性疾病：进入老年期，全身性疾病发生率也增高。常见的全身性疾病有高血压、糖尿病、心血管疾病、肺部疾病、肿瘤等，这些疾病的本身或其伴随症状会影响睡眠，引起老年人失眠。

（4）精神疾病：据统计，老年人精神疾病的发病率明显高于青年人，老年期常见的精神疾病有抑郁症、谵妄、焦虑症等。这些精神疾病多伴有睡眠障碍，例如抑郁症的症状之一便是失眠，其睡眠障碍主要表现为早醒及深睡眠减少。

（5）心理社会因素：退休后的失落感、经济收入的减少、同事或老伴故去后的悲伤、与子女关系的不协调等心理社会因素都可引起或加重睡眠障碍。

（6）药物因素：老年人常因躯体疾病服用大量的药物，而这些药物很多与睡眠障碍有关。

由此可见，引起老年人睡眠障碍的原因既有生理性的，也有躯体和社会心理因素。

住 院 患 者

住院无疑给疾病的诊断、治疗带来了方便和好处，但有不少的患者住院后会出现睡眠障碍，这是为什么呢？

住院患者离开了熟悉的家庭环境，放弃了平素的生活习惯，中断了工作，进入陌生的病房，这种环境的突变会产生很多的心理问题。例如在病房中有种种限制，不能随便会见亲人，也没有一个熟悉的朋友，只能自己默默地忍受疾病的折磨或面临死亡的威胁。住院造成了工作和家庭生活的中断，这些中断会影响患者的心理，例如一些事业心强或在领导岗位的人，一旦被强迫整天躺在床上，不能工作，需要由别人安排自己的生活，心理上会尤其觉得憋闷难受、烦躁不安。这些心理因素都不利于睡眠。

患者住院后，原来生活的特殊性和私人习惯大都丧失，生活上的许多细节被医护人员监视着，记录下来，医护人员在报告病历时念出来，个人行为成为众所周知的事情；必须接受医院的饮食、睡眠习惯，受医院作息制度的管制，空气中散发着病房特有的气味，耳边是其他患者发出痛苦的呻吟，所有这些生活的不适应都会影响患者的睡眠。

住院肯定是因为疾病，而疾病所引起的痛楚很容易引起失眠，试想，周身都不适的患者怎么能够睡得安稳；另外，疾病所造成的心理压力也是失眠的重要原因，患者经常考虑自己的病情，经常会和病房里的其他患者进行比较，为自己的疾病能否治好、需治疗多长时间及预后怎么样而担心，为疾病对今后的生活、工作所造成的影响感到惴惴不安，由于这样的思想负担和压力，常常会使患者出现睡眠障碍。

手术前后是患者出现睡眠障碍的高发阶段，这是由多方面原因共同造成的。需要通过手术治疗的疾病的主要特点是：起病急，心理上毫无准备；痛苦大，疼痛与不适较其他疾病为重；患者生与死的体验强烈，恐怖不安的程度大。由于手术不但是一种治疗手段，同时还是一种创伤，这种创伤不仅是躯体上的，也是心理上的，因此，手术前，患者的心理状况通常极其不稳定，大多数患者对手术感到害怕和顾虑，他们害怕开刀引起的疼痛，手术的安全性、并发症、疗效和术后康复等问题也会让他们忐忑不安。随着手术日期的临近，患者的心理负担加剧，心情紧张，焦虑恐惧，甚至坐卧不安，食不甘味，夜不能眠。尽管术前给予安眠药，很多患者仍然会难以入睡，甚至彻夜不眠。

而在手术后，伤口的疼痛、不舒服的被动体位，都足以使患者睡不好觉，加之有些人还会担心手术能否起到预期的治疗目的，伤口是否能够顺利愈合等等，这些躯体和心理因素，让术后睡眠障碍也并不少见。

作为医生，防止患者在手术前后出现睡眠障碍的关键，是要用耐心、详尽、和蔼的态度向患者解释手术和康复问题，打消患者的思想顾虑，减少患者的紧张情绪，如此也就能够减少患者睡眠障碍的出现。

高原旅行者

你有过这种经历吗？平时睡眠良好，同朋友去青藏高原旅游时却出现了失眠。也许你并没把它当回事，只是简单地认为可能是自己玩得太累了，其实在睡眠医学中认为这是一种睡眠障碍，被称为"高原性失眠"。

所谓高原性失眠，是指发生于海拔升高至某种高度时的急性失眠，常伴有头痛、疲倦、食欲减退等高原反应症状。一般升高至海拔 2000 米以上即可出现，典型症状常见于登高后 72 小时以内，与高海拔缺氧导致的睡眠期间呼吸紊乱有直接关系。随着海拔高度的增加，失眠症状可进行性加重，但在同一高度环境停留一段时间后，随着机体对低氧环境的适应，大部分患者失眠症状可有所减轻，等到重新回到低海拔环境时，失眠症状可完全缓解。

　　对于既往有高原反应病史的人，应尽量避免登高，以免发生高原性失眠。若非登不可，则应避免速度过快或一次性到达目标，以减轻症状的严重程度。若出现症状且较严重，可适当应用乙酰唑胺等药物。该药是改善高原性失眠的首选药物，具有增加呼吸道通气和减轻缺氧的作用，可提高睡眠质量。

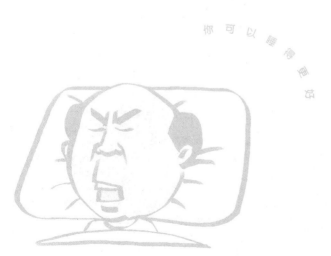

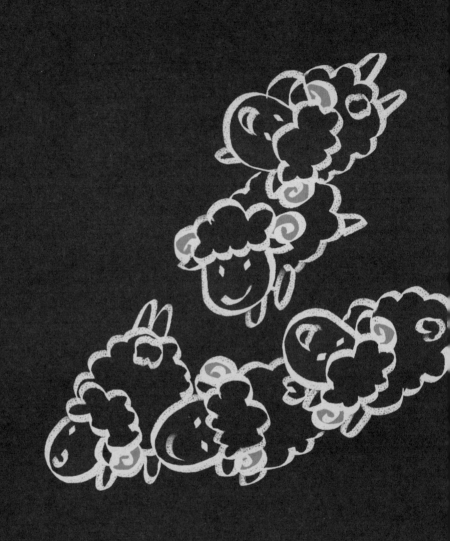

五

疾 病 与 失 眠

除了年龄和一些生活烦恼，有一些疾病也会导致失眠。这些情况下的失眠，需要去医院就诊，仅仅使用安眠药治标而不治本，治疗这些导致失眠的疾病才能够真正釜底抽薪。接下来介绍一些需要去就医的失眠。

焦虑

焦虑是一种情绪状态，其在心理学上的定义是：对未发生事情的一种恐惧感。有焦虑情绪的人往往对未来可能出现的情况做出种种不利的、负性的猜测，以致造成紧张、不安和恐惧。正常人也会有焦虑情绪，举例来说，约好一位朋友晚7点看电影，如果到了6点50分还没有见到朋友，那就一定会有焦虑不安的情绪，可是只要朋友的身影在7点之前出现，这种焦虑情绪便会立刻消失。同样，在考试之前的学生都会出现焦虑，但只要试卷发下，开始答题了，焦虑情绪就会逐渐消失。这两个例子说明正常人也可出现焦虑，但只要未来发生的事情在现实中出现后的情况并不像预期中那样不利和负性，焦虑就消失了。

有焦虑症的患者情况就不同了，他们无时无刻不在为未来发生的事情发愁、苦恼、烦躁，如果一件事情发生后并不像他们想象中那么糟糕，他们的焦虑会马上转向另一些没有发生的事情上，所以整天提心吊胆、战战兢兢、紧张不安。由于焦虑情绪过度，也常伴随着自主神经功能失调，尤其是交感神经功能亢进，出现手脚心多汗、心悸、心跳快、呼吸急促、肌肉收缩、颤抖等症状，此外，在行为上也有焦虑的表现，像搓手顿足、唉声叹气、用手拔头发等，严重时用头撞墙，在地上打滚，这些都是常见的外部症状。

焦虑患者都有睡眠障碍，焦虑性失眠以入睡困难最突出，患者躺在床上之后，翻来覆去不能入睡，脑子里思考一些焦虑的事但又解决不了，结果是越想越兴奋，越兴奋就越睡不着，时间久了，患者对睡眠也恐惧起来了，一到晚上就在思考"今晚能不能入睡"，担心睡不着，结果还真的不能入睡。这样恶性循环的结果，就造成了焦虑性失眠，使患者苦恼万分，渴望解决之途。这样的失眠要针对病因，先解决焦虑问题。

抑郁

有些失眠患者因为长期失眠而经常自己在药店买安眠药吃，日子长了，药量越吃越大，而睡眠却得不到有效的改善。最后，到医院看病的时候，却被大夫诊断为抑郁症。

失眠在许多情况下只是某些疾病的一种临床表现，我们平时只注意失眠，而忽略了失眠背后的潜在疾病，抑郁症便是一种最容易被忽略的疾病。抑郁症典型的睡眠障碍是半夜早醒，即在黑夜中突然醒来，醒后不能再入睡，脑海里反复浮现一些不愉快的往事或对前途忧心忡忡。此外，患者也可表现为晚上上床后超过半小时不能入睡或夜间易醒、多梦等。除睡眠障碍外，抑郁症患者往往还表现出程度不同的情绪低落，内心缺乏愉快感，对任何事都觉兴趣索然，丧失了以往对生活、工作的热情和乐趣，或是无任何原因感到精力不足，做事力不从心，觉得脑子变得迟钝了，注意力难以集中等。病情严重时，患者对前途感到悲观、失望，觉得生活不值得留恋，甚至产生强烈的自杀念头和行为，有 15% 的抑郁症患者以自杀来结束自己的生命。

由此可见，失眠仅仅是抑郁症的一项症状，若把抑郁症当成单纯的失眠来治疗，不仅会贻误病情，还可能造成严重的后果。如果您或您的家人除了失眠，还有情绪不好，一定要到医院看大夫，决不能耽搁，以便明确诊断，及早治疗。

神经衰弱

在神经科门诊，经常会遇到这样的患者，他们见大夫的第一句话就是，"大夫，我睡不好觉，是不是得了神经衰弱了？"

失眠和神经衰弱是一回事吗？答案是否定的，这两者不能画等号。因为失眠只是一种症状，失眠指的是患者长时间对睡眠的质和量不满意，包括难以入睡、睡眠不深、睡后易醒、多梦、早醒、醒后不易入睡、醒后感到不适或白天思睡等。而神经衰弱是一种疾病诊断，它包括的症状繁多，失眠仅仅是其中一个症状，神经衰弱还包括其他许多症状：如精神容易兴奋、脑子乱、杂乱无章、对声光等刺激感觉过敏、怕吵怕闹、容易疲劳、没精神、烦恼、易怒、紧张等。

虽然神经衰弱的患者常有失眠，但失眠者中真正属于神经衰弱的并不多，过去我国把神经衰弱诊断扩大化了，实际上，一部分失眠者是单纯性的失眠，而另外更多的是由于抑郁或焦虑所引起的。

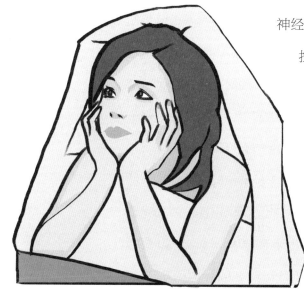

如果失眠患者主观上就把自己归到神经衰弱的人群里，并不去仔细寻找原因的话，就很可能耽误治疗。而如果能够找到失眠的真正原因，对症下药，例如服用一些抗抑郁剂、抗焦虑药等，再配合心理疗法，是完全能够从失眠中解脱出来的。

失眠只是神经衰弱的一种症
状，两者并不等同。

头 痛

头痛是个常见症状，而不是一种病。可以说至少90%的人在一生中都曾经体验过头痛。头痛和睡眠障碍的关系很密切，我们可以用三种头痛的具体表现来看看怎样影响睡眠的。

第一种是神经性头痛，在国外称为紧张性头痛，原因可能是头顶部、颈部、颞部肌肉过分收缩或痉挛，或是工作过度疲劳，或是心情压抑。患者几乎每天都觉得头部发沉，像有东西压在上面或是头顶被东西箍着，痛并不很严重可是使人感到不舒服，昏昏沉沉，"头脑不清醒"。通常不会引起恶心、呕吐。痛总是在下午加重，到晚间又减轻些，可是精神却相对兴奋起来，患者往往有焦虑情绪，所以入睡困难十分常见。这种情况过去经常被诊断为神经衰弱。

第二种是偏头痛，这种头痛以年轻女性较易患，是一种阵发性、发作性的头痛。患者在头痛前可以出现视力先兆，如眼前冒金星、出现水波纹或城垛状图像等，过20~30分钟后就出现剧烈头痛，视觉先兆却消失了。头痛可位于一侧或两侧，从眼眶、太阳穴一直延伸到整个头部，很剧烈，像火烧、像刀割、像血管跳动，同时怕光线，怕人声，最严重时出现恶心、呕吐。每次发作持续4小时左右，最长可达2~3天。发作间隔期限不等，有的1个月发作一次，有的2~3个月发作一次，但也有每星期发作的。有视力先兆的偏头痛称为先兆型偏头痛，没有视力先兆的称为无先兆型或普通型偏头痛。在偏头痛发作时睡眠非常困难，常常失眠，有的患者用安眠药睡一觉，头痛可以消失，所以偏头痛和失眠关系密切。

第三种称为丛集性头痛，以壮年男性为多。这种头痛常常在春、秋季发作，而且每年发作的时间相当固定，如每年10月的第2周或3月的第3周等。发作都在半夜，以一侧痛为主，痛得用头撞墙、抱头下地乱走，但剧痛1~2小时后会突然消失。这样的发作当然使人无法入睡，幸亏每次发作只有10天左右，但也足以影响睡眠了。

关节痛

关节痛也是一种常见症状，有不少原因会引起关节痛。

类风湿性关节炎属于自身免疫性疾病，以小关节滑膜囊发炎为主要特征，患者常常诉说双手指关节肿胀、疼痛、伸屈不灵活，或者因脊梁骨疼痛、发僵来看病。女性比男性容易得类风湿关节炎。如果不及时治疗，小关节会逐渐变形、僵直，甚至成为残疾。这种关节痛在夜间睡眠时会加重，所以严重影响睡眠。

痛风属于代谢障碍性疾病，是血中尿酸含量过高所致。尿酸会沉淀在关节上，引起急性痛风性关节炎，也可成为痛风石沉积在骨头突起部位，慢性关节炎还会使关节畸形。痛风性关节炎往往在夜间发作，关节红肿发热，疼痛难忍，患者不敢活动，翻身、下地、行动都很困难，睡眠受影响，失眠严重。

年龄较大的人常常有骨关节炎，最常见的是发生在颈部的颈椎病，在颈椎 X 线片上可见椎体前后缘有骨质增生，有时形成骨刺，如果压迫椎间孔内的神经根，可出现上肢串痛、麻木，晨起时双手麻胀，颈部也有僵硬感。发生在腰部的称为腰椎增生性关节炎，这种骨质增生的后果是腰部疼痛，有时串到臀部或下肢，早晨起床时加重，但多做活动后逐渐减轻。骨关节炎的关节痛在夜间睡眠时加重，使患者翻身、起床都困难，也使睡眠质量下降。

脑血管病

脑血管病是大家熟知的疾病，具有高患病率、高发病率、高致残率和高死亡率的特点，其病因以高血压和脑动脉硬化居绝大多数，其他如动脉瘤、脑血管畸形、心脏病、血液病也能引起一部分脑血管病。

俗称中风的脑血管病起病急骤，很快就造成患者半身不遂、昏迷、尿便失禁或抽风，有高血压动脉硬化病史的中老年人最易罹患。曾有人统计，每年季节变换时如3月、11月脑血管病的发病率高于其他月份。

有些专家发现，在每夜的REM睡眠期血压、呼吸和心跳会加快，容易发生中风，另外，这些患者体形较肥胖，颈部粗短，口腔内容积小，夜间睡眠打鼾重，不少人合并睡眠呼吸暂停综合征，在夜间睡眠中，呼吸会逐步变浅，直到完全停止，患者也随之憋醒，此时血压和心跳增加，也容易引起中风。

患了脑血管病之后，由于一侧，包括口腔、咽喉部的肌肉无力，所以在睡眠时松弛的肌肉遮盖了口腔深部，使原先不打鼾的打起鼾来，原先打鼾的打得更凶，也就是说睡眠呼吸暂停综合征更加严重。这些患者晚间睡眠由于憋气而不醒转，质量很差，而白天则显得困倦、疲乏、不断打盹。如果家中有患脑血管病的老人，你可能会经常听到他们在睡着时打呼噜，似乎睡得很香，但如果你问他们"睡眠好不好"，老人一定回答"睡不好"。道理就在于睡眠的质量差，尽管老人整天闭目入睡，却不解乏，有时他们甚至觉得自己整夜未睡。

帕金森病

帕金森病是老年人较常见的疾病，50 岁以上人群中的患病率为 1%，男性较女性多。其主要的临床表现是：震颤、全身发僵、动作慢和姿势不正常。帕金森病震颤的姿势很特别，两个大拇指来回搓动，在休息时尤其明显，称为搓丸样震颤。走路时双手不摆动，步子很小，人往前倾，不容易起步和停止。典型症状出现后诊断不难，但早期并不容易诊断，因为患者总是诉说行走无力，常常被误诊为脑梗死。

导致帕金森病的原因是中脑内黑色的核团——黑质中多巴胺（多巴胺是神经系统中一个重要的神经递质，能使多巴胺能神经元的活动增强）的含量减少。多巴胺减少的后果就是多巴胺能神经元的活动减弱，因而产生帕金森病的表现。能引起多巴胺减少的病因很多，脑炎、脑外伤、一氧化碳中毒（煤气中毒）、脑瘤、脑血管病等脑部疾病和遗传都有可能。

帕金森病患者的睡眠很差，入睡时间明显延长，睡眠中经常醒转，有人发现，患者夜间竟有 30%~40% 的时间是醒着的。在醒转后，由于全身发僵的缘故，患者翻身极为困难，以致用一种姿势睡到天亮，其难受程度可想而知。在睡眠中，如果用多导睡眠仪检查，可以发现 NREM 的 I 期增加，III、IV 期减少，REM 也减少而且持续时间短，所以患者的睡眠很浅，容易醒转，REM 减少的后果是次日"补偿"，结果往往噩梦频频，十分恐怖。

另外一个变化是患者常常打鼾，原因是咽喉部的肌肉也发僵，协调运动异常，因此软腭、咽弓、腭垂、舌根常常把嗓子堵上，发生睡眠呼吸暂停综合征。患者打鼾一段时间后会逐渐憋醒，然后再入睡。这种睡眠的质量不高，到次日，患者更会觉得疲惫不堪。

痴呆

能引起痴呆的疾病很多，在这儿不可能一一列举，我们主要谈谈两种最主要的会引起痴呆的疾病，一种是老年性痴呆，也称为阿尔茨海默病；另一种是血管性痴呆，也就是脑血管病造成的痴呆。

老年性痴呆是由德国医师阿尔茨海默于 1906 年首先描述的，故以他的名字命名。尽管对老年性痴呆的研究极多，但病因还未搞清楚，只知道老年患者的脑中老年斑和神经元纤维缠结大量增多，神经细胞死亡，因而脑萎缩严重。老年性痴呆并不少见，据国外统计，超过 60 岁的人群中有 10% 会患病，而超过 80 岁的人群中患者可多达 20% 以上。到 2018 年，我国的老年人口（指超过 60 岁的人口）已经达到 2.41

亿左右，老年性痴呆的患者已经超过 1300 万，这是一个多么庞大的数字！

血管性痴呆是多次发作脑血管病的后果。脑血管病主要因高血压动脉硬化引起，发病很急，常有半身不遂和说话不清楚，经过治疗可以逐渐恢复，可是最怕的是反复发作，多次发作的结果会使脑部结构遭到破坏，于是便发生痴呆。

不论是老年性痴呆还是血管性痴呆都会导致睡眠障碍，特点是睡眠节律的紊乱。这些老年患者昼夜颠倒，白天昏昏欲睡，无论是躺着还是坐着，都能轻轻打鼾、进入梦乡，一到夜间则精神陡增，不肯睡觉，到处乱跑、乱翻东西，有时还大叫大嚷，严重影响别人的休息和睡眠，多导睡眠仪检查显示 NREM Ⅰ 期睡眠增加，Ⅲ、Ⅳ 期睡眠很少，REM 睡眠出现早，周期和正常睡眠大致相仿。脑电图显示节律变慢，但与正常老年人的差别并不大。

痴呆的老年人用药要注意，不能用药效过强的安眠药，否则会造成过度嗜睡，有时会产生吸入性肺炎，危及生命。

癫痫

癫痫是大脑功能紊乱所造成的，最常见的发作形式是全身抽动，所以不少人误以为癫痫等于抽风病，实际上除了全身抽动之外，癫痫还有不少发作形式，如短暂性失神发作、精神运动性发作等，在治疗用药上也不尽相同。

早在公元前就有几位著名的医师指出：癫痫很容易在睡眠中发作，尤其是全身抽动发作。这个论点直到现代还是认为是正确无误的，所以在癫痫的诊断步骤中，医师常常会写上"睡眠诱发脑电图检查"的建议，这是说做常规醒觉脑电图还不够，必须让患者入睡后再做脑电图，这样诊断就更加确切。

为什么在睡眠中更容易诊断癫痫呢？我们已经知道睡眠时脑电图可以看出非快速眼动相（NREM）睡眠和快速眼动相（REM）睡眠，而癫痫则有特殊的波形，医学上称为棘波和尖波，这些是一种快速而短暂的小波。如果在脑电图上出现棘波或尖波，医师就可以确定地诊断患者有癫痫了。现在有科学家发现，当癫痫患者入睡后，在NREM时常常会出现阵发性活动，中间夹杂着棘波或尖波，特别是NREM的Ⅲ、Ⅳ期更明显。为什么会出现这种现象？科学家的解释是：癫痫患者在睡眠时丘脑皮质的反馈通路加强而且经常有波动性，所以在脑电图上就表现为阵发性活动，中间夹杂着棘波或尖波。

看了这些并非是让癫痫患者通过不睡觉来预防癫痫发作，而是希望患者注意睡眠中癫痫容易发作的事实，在用药的技巧方面做适当的调整，比如不一定非要每天吃药3次，每次 1 片，时间放在早上、中午和下午，也可以改成早上、中午和晚上服，或者改成早上 1 片，晚上 2 片。这样在睡眠中药量就增大了，也就有足够的力量控制癫痫发作。有兴趣的患者家属不妨一试！

慢性肝病

能引起肝病的因素很多，在我国肝炎是最主要的因素。有些肝炎可以逐渐痊愈，但有相当一部分患者迁延不愈，变成慢性肝病，甚至成为肝硬化。在肝硬化阶段，由于肝脏的解毒功能明显减退，以致许多毒性物质在血液中积聚起来产生自体中毒，影响脑部，医学上称为肝性脑病。

肝病不论在早期还是晚期都会产生睡眠障碍。在早期阶段，刚得病引起的苦恼、焦虑、恐惧就会使人产生失眠、全身疲乏无力、胃口不好，甚至双手颤抖、说话口齿欠清等症状。等到疾病发展为晚期，患者就更多趋于嗜睡、疲劳，有时意识不清、答非所问，搞不清楚时间、地点和人名，计算也很迟钝，严重时，患者将进入一种不吃、不喝、不动的状态，称为木僵。更严重的就昏迷了，通常的名称是肝昏迷，即肝性脑病。

在肝性脑病时，曾有科学家替患者做过 24 小时多导睡眠仪检查，发现患者的睡眠－觉醒周期紊乱，不论是NREM 或 REM 都明显减少，睡眠总的潜伏期明显延长，NREM 的Ⅰ、Ⅱ期增多，所以患者入睡困难，睡得很浅，睡眠中会经常醒过来。

肝病患者的睡眠障碍虽然表现形式繁多，但治疗有一定的难度，因为大多数药物都要经过肝脏解毒，肝脏损害后解毒功能减退，所以用药要非常小心，以免加重对肝脏的损害。一般的原则是：尽量不用在肝脏代谢的药物；用药剂量减少一半或更多；严密观察药物反应；等到病情好转就立刻停用。

更 年 期 反 应

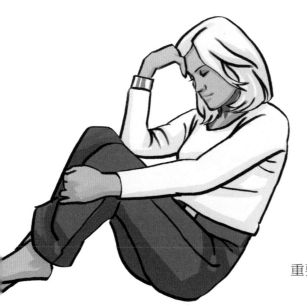

更年期反应通常是指妇女到了绝经前后所出现的一系列症状，有的很轻，基本不引起注意，有的很重，到了非住院不可的地步。可是，无论更年期反应轻还是重，失眠都或多或少存在，为什么呢？

月经来潮是妇女一生中非常重要的一个特征，说明该妇女的性器官发育和性功能发育都较正常。控制月经周期的关键是内分泌系统——卵巢。卵巢中有许多卵子，大约每 28 天成熟一批，卵巢本身分泌激素，促使卵子成熟，在卵子排除后，则形成黄体，分泌另外一种激素——黄体酮（孕酮）。如果卵子未受精，黄体在 14 天左右便自行退化，此时雌激素和黄体酮的分泌就中止了，子宫内膜由于得不到激素的支持便脱落下来排出体外，就是月经。所以月经周期大概在 28 天左右。当然垂体中还有另外一些激素来控制雌激素和黄体酮的分泌，这里就不赘述了。

到绝经期前后，妇女卵巢功能逐渐退化，因而雌激素和黄体酮的分泌也逐渐减少，这时出现月经周期拉长，经期缩短、经量减少、最终完全停经。由于雌激素是妇女体内十分重要的激素，它的减少或停止分泌对妇女的影响很大，具体地说可以出现下面几种症状：第一是血管舒缩障碍，典型的症状是轰热，也称潮热，75%~80% 妇女都有这种感觉。发热时感到前胸后背发热，迅速涌向面部，皮肤潮红，伴出汗，有时甚至大汗淋漓；第二是睡眠障碍，失眠常见，严重时整夜不眠；第三是精神心理症状，表现为唠叨不休、话多、脾气急躁、心胸不开阔、敏感多疑，有的则表现为压抑、沮丧、失望感；第四是性功能减退。

上述症状与雌激素水平下降有密切关系，所以现在医学界强调妇女在绝经后要补充雌激素来纠正这些症状，个别严重的还要加服精神药物。

也许有人会问，男性有没有更年期？从理论上来讲也应该有，因为雄激素水平下降后也会出现一些症状。但是男性不容易判断出现更年期的时间，症状也不那么突出，所以多半不被人注意。

甲状腺功能亢进

甲状腺功能亢进简称甲亢，可因多种原因引起，但临床上常见的是毒性弥漫性甲状腺肿，其特点是甲状腺肿大，基础代谢率增高和自主神经系统的功能失调，本节着重描述这类甲亢与睡眠的关系。甲亢现在已被认为是一种自身免疫性疾病，多见于年轻女性。由于甲状腺激素不适当的增加，引起身体很多内脏都出现症状，其中突出的是神经精神症状，如容易激动、话多、动作增加、焦虑、紧张、不安、无端怀疑别人、敏感、睡眠差（主要是入睡困难和易醒）等。高代谢的症状也很明显，如怕热、多汗、低烧等。食欲亢进但体重却下降，心跳明显加快。检查时重要的特征是患者双手平伸有细震颤，伸舌时也有细震颤。

甲亢在症状典型时不难诊断，如果结合甲状腺肿大就更容易诊断，但是早期甲亢有时易被误诊为神经衰弱，因为失眠、怕热、多汗、心慌、心跳、体重下降等症状两种病都有可能出现。实验室检查能帮助诊断，通常以测定血中总甲状腺素（T4）、总三碘甲状腺原胺酸（T3）为主，如T3、T4增高，应考虑甲亢而不是神经衰弱。

对于甲亢的治疗现在已有不少方法。药物治疗以甲硫氧嘧啶、丙硫氧嘧啶和甲巯咪唑（他巴唑）为主，但要在医师指导下服用。放射性 ^{131}I 治疗效果可和手术治疗相仿，但计算 ^{131}I 剂量要准确，否则会造成甲状腺功能减退。手术治疗可以使90%以上的患者痊愈，但应当严格掌握适应证。

甲 状 腺 功 能 减 退

甲状腺功能减退简称甲减，由于甲状腺激素缺乏或不足所引起。根据发病时年龄不同，可以分成三种类型：发生于胎儿期或新生儿期的，称呆小症（又称克汀病）；发生于儿童期的，称为幼年型甲减；发生于成人期的，称为成人型甲减，严重患者称为黏液性水肿。

引起甲减的原因不少，遗传、自身免疫功能障碍、甲状腺炎、甲状腺手术、错误使用药物等都可能成为甲减的原因。甲状腺激素的功能很广泛，缺乏或不足时对全身各器官都有影响，神经系统是首当其冲的器官，所以会产生一系列甲减的症状。

甲减时，尤其是成人型的黏液性水肿往往被忽视，患者表现为注意力不集中，记忆力减退、全身无力、懒散、行动迟缓、头昏脑胀等，若不仔细问病史，还真像神经衰弱，但睡眠情况和神经衰弱大不相同，甲减时主要是嗜睡，患者睡眠增加，而且在各种场合都能入睡，睡眠较深，但有时也做梦。此外食欲不好，胃口欠佳，可是体重却有增无减，便秘严重，怕冷突出，很少出汗。检查时可以发现肢体水肿，按压之不凹陷，皮下脂肪增厚，心跳慢，贫血。

怀疑甲减的患者应当查血清的 T3、T4 水平，如果水平低下就可以确定诊断。治疗主要是补充甲状腺激素，现在有口服药片很方便。在治疗过程中需注意药物剂量的调整，治疗黏液性水肿，不见得用大剂量效果就好，因为患者适应了甲减的情况，一旦体内甲状腺激素过多就会反过来产生甲亢症状，出现易激惹、爱发脾气、出汗、心跳快、失眠等，所以开始应当用小剂量，逐步加量，使患者逐渐适应，这样才能取得好的效果。在治疗中应牢记"欲速则不达"这句古语。

垂体功能亢进

脑部的垂体可分成两部分，前部称为腺垂体（过去称垂体前叶），后部称为神经垂体（过去称垂体后叶）。腺垂体中有许多分泌细胞，分泌各种激素，其中有一种激素称为生长激素，与人的生长有关，如果分泌过多，就会产生巨人症和肢端肥大症。通常所指的垂体功能亢进多半是指生长激素细胞腺瘤或增生所致。巨人症和肢端肥大症实际上是同种原因的两种不同表现，如果发病在青春前期，由于骨骺尚未闭合，受生长激素刺激后，长骨便加速生长，结果患者全身按比例地均匀生长，身材高大魁梧，超过同龄人的身高与体重，男性可达240厘米，女性可达200厘米身高，称为巨人症。如果发病在青春期后，由于骨骺已闭合，受生长激素刺激后，长骨无法向长度方向发展，便在骨骺端增宽增粗，结果使面容、四肢的正常形态破坏，称为肢端肥大症。

不论是巨人症还是肢端肥大症，因为体内生长激素分泌是多的，所以在早期都显得体力充沛，精神抖擞，干活很有力气，动作也相当灵活。性器官发育也较早且完善，所以性欲亢进。神经系统受影响的结果是活动多、不安静、脾气暴躁，动辄发火、紧张、激动、全身酸痛，睡眠差、经常入睡困难、半夜醒转次数增多、不易再入睡，头痛（位于双颞部和额部），较少呕吐。此外患者常有心理障碍，怕别人围观，不愿与人交往，经常独居在屋内，有时产生抑郁情绪，易流泪、哭泣，甚至产生轻生念头，因而更影响睡眠。到了疾病晚期，因为生长激素分泌减少而显得萎靡、易疲劳、健忘，往往有自卑感。

对于生长激素腺瘤或增生，现在可以通过垂体区 CT 检查和 MRI 检查检出。小的腺瘤通过显微镜手术切除，效果良好。

垂体功能低下

脑部的垂体功能可以亢进，当然也可以低下。常见原因有产后腺垂体坏死和萎缩、垂体区肿瘤的压迫、垂体手术、放疗或外伤和感染炎症等。垂体的代偿能力较强，大约在腺垂体破坏 50% 以上才会出现临床症状，破坏 75% 时，症状才明显，破坏 95% 时，才有严重的症状。由于垂体分泌的激素对全身各内分泌器官都有作用，所以在垂体功能低下时会出现许多内分泌器官的症状，归纳起来，大致有四组症状：①性腺功能减退，如闭经、乳房萎缩、性欲减退或消失等；②甲状腺功能减退，如怕冷、少汗、水肿、便秘、行动迟缓等；③肾上腺皮质功能减退，如疲乏无力、不思进食、发作性低血糖等；④肿瘤压迫综合征，如偏盲、头痛、呕吐、视力下降等。

就睡眠而言，在垂体功能减退的情况下多半显得嗜睡、困倦、无力，较少有失眠，但入睡后频频做梦，易醒，总体睡眠质量不高。如果合并有精神障碍，如抑郁，则也有凌晨早醒的表现，患者常常在半夜醒来，不易入睡，思考一些轻生想法，自卑感突出，有时自责自罪。因此及时诊断和治疗至关重要。

诊断垂体功能低下不难，如果血清生长激素和泌乳素水平降低，再加上性腺激素、甲状腺素、肾上腺皮质激素水平下降，就可确诊。

治疗主要采用替代疗法，即甲状腺激素、性腺激素、肾上腺皮质激素等补充和替代，症状可以很快好转。但要注意不宜补充太多，以免出现这类激素引起的副作用。

肾上腺皮质功能亢进

肾上腺皮质会分泌许多激素，大体上说有三大类：第一类称糖皮质激素；第二类称盐皮质激素；第三类是性腺激素。肾上腺皮质功能亢进是由于肾上腺皮质激素分泌过多所引起，最常见的是糖皮质激素分泌过多，这里主要介绍的就是糖皮质激素分泌过多引起的库欣综合征。

库欣综合征可因肾上腺皮质双侧增生或肾上腺皮质肿瘤所引起，前者约占70%，后者约占20%~25%。由于糖皮质激素分泌过多，患者的脂肪代谢紊乱，脂肪堆积在面部和躯干，但四肢不明显，称为向心性肥胖；糖代谢也紊乱，患者常发生糖尿病；蛋白质代谢紊乱的结果是患者肌肉萎缩；性功能明显减退；精神心理障碍十分突出，患者早期就有失眠症状，入睡困难，睡眠不实，半夜常醒转，白天则话多，动作多，敏感多疑，情绪很不稳定，易发脾气，易和人吵架，也易哭泣、流泪。抑郁相当常见，报告称有 60%~70% 患者情绪压抑、不愉快、绝望，甚至自杀。也有少数患者出现幻觉，觉得听到人家在骂他，逐渐出现被迫害妄想、关系妄想，很像精神病。

典型的库欣综合征诊断不难，只看外表就能推测其诊断，但要确定诊断仍需做内分泌的实验室检查，如 24 小时尿中 17- 羟皮质类固醇（简称 17- 羟）和 17- 酮皮质类固醇（简称 17- 酮）水平测定，如增高就有意义。肾上腺部位 CT 检查更能区别是肾上腺皮质增生还是肿瘤。对可疑病例还有其他的检查方法。

治疗以手术切除为主，不论是肾上腺皮质增生还是肿瘤，手术都是首选方法，但术后由于内分泌腺体之间的功能要重新调整，需内分泌医师仔细斟酌，如补充激素等，但对失眠来说，肯定有效。

肾上腺皮质功能减退

这里所指的肾上腺皮质功能减退是慢性减退，也称为艾迪生病，原因过去以肾上腺皮质的结核病为主，现在以自身免疫紊乱为主。

艾迪生病外观最突出的一点是色素沉着，全身皮肤、黏膜色素加深，面部、四肢等暴露部分，关节伸屈面、皱纹等易摩擦部位，乳头、乳晕、外生殖器、腋下、腰臀皱襞，下腹中线、痣、瘢痕、雀斑等尤为显著。口腔、唇、舌、牙龈及上颚黏膜上均有大小不等的黑色素沉着。其他症状有血压低，食欲缺乏、全身无力等。肌肉无力也很明显，有时发展成为四肢瘫痪。精神心理症状包括易激动、易哭泣、情绪不稳定，失眠经常性，不易入睡，也易醒转，如果合并，则情感压抑、低落者失眠就更严重。有些患者会出现一种特殊的表现，称为违拗，即请患者做什么动作他偏不做，或做相反的动作，如请患者伸胳膊，患者偏要屈曲。如果血糖过低，患者会产生低血糖性昏迷。

艾迪生病的诊断不太容易，单凭外貌有色素沉着是不够的，一定要做 24 小时尿的 17- 羟和 17- 酮水平测定，如果降低才会有诊断价值。有时需要做促肾上腺皮质激素实验（简称 ACTH 试验），即静滴 ACTH 后测尿中 17-羟和 17- 酮能不能上升，如不能上升说明肾上腺皮质功能很差。

治疗以补充肾上腺皮质激素为主，可口服泼尼松，静滴氢化可的松等，效果满意。但这种治疗一定要在内分泌医师监测下方可进行，以免出现意料不到的副作用。患者或家属不要自行使用。

糖尿病

糖尿病是一组常见的内分泌代谢病，我国的糖尿病病人数量非常多，并且仍然有上升趋势。

糖尿病虽然各年龄组都会患病，但以45岁以后明显上升，60岁左右达高峰，说明是以中老年为主的疾病。男女性别患病的差异不大。最重要的一点是糖尿病分为两型，胰岛素依赖型为1型糖尿病，与遗传有关，儿童和青少年时期就得病；非胰岛素依赖型为2型糖尿病，与遗传也有一定关系，主要见于中老年。

糖尿病的典型症状可以归纳为"三多一少"，即多饮、多尿、多食、体重下降。患者每日饮水量可达5000~8000毫升，但仍不解渴，排尿量也明显增加，每昼夜总尿量可达2000~4000毫升，夜间也要多次起床排尿。进食量多，每顿主食可达500~1000克，尽管进食多，可是还觉得疲乏无力，体重明显下降。"三多一少"症状在1型糖尿病患者表现特别明显，2型糖尿病患者有时表现不典型。除此之外，皮肤瘙痒也是重要症状，以外阴部为最明显。自主神经功能失调症状也不少见，如四肢麻木、腰酸背痛、月经失调、腹泻、便秘、阳痿、出汗等。

糖尿病患者失眠者也很多，主要原因有两个：一是夜间多尿，在入睡后因多尿而上厕所，整夜不能安睡；另一是皮肤瘙痒，尤其以夜间入睡时为最明显，全身瘙痒使患者也难以入睡，而且即使入睡后也会痒醒。所以糖尿病患者的睡眠质量不高，经常处于浅睡状态，很易醒转，以致第二日白天没有精神，人感到困倦。

糖尿病的诊断不难，血糖水平升高、糖耐量试验不正常、尿糖阳性就是有力的证据。及时控制糖尿病十分重要，因为可以避免许多重要的并发症，如冠心病、脑血管病、周围神经病、肾病等。

溃疡病

溃疡病主要指发生在胃和十二指肠的慢性溃疡，因为胃酸和胃蛋白酶对黏膜的消化作用是溃疡病的基本要素，所以有时也称为消化性溃疡。

溃疡病是一种常见病和多发病，总发病率可能占人口的 10%~12%。十二指肠溃疡比胃溃疡略多一些，约为六成与四成之比。发病以青壮年居多，21~50 岁发病者占 74% 左右。男性比女性易患病，约为 5 ∶ 1~6 ∶ 1。遗传、地理因素、精神心理因素、饮食因素、吸烟、幽门螺杆菌感染等多种因素都是引起溃疡病的原因。

溃疡病的主要症状是上腹痛，这种上腹痛具有长期性、周期性和节律性的特点。疼痛可以持续 6~7 年，甚至 10 年以上。反复发作疼痛以春秋季为最多见，有越来越重的倾向，但也能逐渐缓解好转。疼痛的节律性往往和进食与服药有关，胃溃疡因从凌晨 3 点至 7 点胃酸分泌最少，所以疼痛最轻。有一部分十二指肠溃疡病患者往往夜间胃酸分泌较多，可以发生半夜疼痛，这种半夜定时疼痛的症状可以成为十二指肠溃疡的诊断依据之一。溃疡病的上腹疼多半位于上腹剑突下或脐右上方，疼痛性质为饱胀感、饥饿感、灼性疼痛，令人难受。患者常用按摩上腹部、休息、吃东西、导吐来缓解疼痛。

由于溃疡病造成的胃肠功能紊乱，患者经常反酸、嗳气、恶心、呕吐、食欲减少、体重下降，再加上上腹部疼痛，所以患者经常失眠，入睡困难，夜间因腹痛或其他不适而醒转，醒后又难以再入睡。白天则因睡眠不好、进食不佳而感到疲劳、乏力。

目前诊断胃溃疡不难，胃镜检查是最可靠的方法。治疗的方法很多，如止酸药、抗胆碱能药、组胺 H_2 受体拮抗剂，保护胃黏膜药等都有效。如果药物治疗不满意，还可以手术切除。

哮喘

哮喘是一种变态反应病，由于变态反应原或其他因素引起气道广泛性狭窄，患者感到发作性胸闷、气短、咳嗽、呼气时带有哮鸣声音。哮喘的患病率为0.5%~2%，我国各地区调查的结果高低不同，最高达5.3%。本病可发生于任何年龄，但半数以上在12岁以前发病，在哮喘患儿中，约有70%发病于3岁之前。男女没有差异。

哮喘的病因较复杂。遗传是重要的因素，现在大多数学者认为哮喘是一种多基因遗传病，亲缘关系越近，发病率越高。变态反应是另一个重要因素，如各种物质的吸入，包括花粉、真菌、尘螨、动物毛屑、氯、氨、尿素、甲醛等；过敏性食物，包括虾、蟹、鱼类、贝类等的摄食都是重要的诱发因素。感染是另一个诱发因素，很多患者的哮喘发作与急慢性支气管炎有关系，因此每年冬季呼吸道感染好发季节也就成为哮喘的好发季节。此外，精神心理因素、气候改变、运动、药物等都可能与哮喘发作有关。

哮喘发作前有先兆症状，如打喷嚏、流涕、胸闷、憋气、咳嗽等，接着呼吸困难，咳嗽频繁但无痰或只有泡沫痰，唇甲青紫，端坐呼吸，不能平卧，呼气声中全是哮鸣音，患者和家属都能听到。在发作期，由于呼吸困难，患者根本无法平卧，所以根本无法入睡，只有在极度疲乏时稍稍打盹一会儿，但很快又被憋气所惊醒，结果睡眠节奏全部打乱，使患者感到极度瞌睡而又睡不着，烦恼、激惹便因之而起，疲劳无力也相继而来，人极度不适。

哮喘发作期的急性治疗是十分必要的，可以立刻解除患者痛苦，如用拟肾上腺类药物、茶碱类药物、抗胆碱类药物、肾上腺皮质激素等，效果良好。但重要的是预防发作，增强体质，避免哮喘再发。

高血压

高血压是指人体血压超过 130/90 毫米汞柱，是中老年最常见的心血管疾病。通常看到的高血压患者都属于原发性高血压，约占全部高血压患者的 90% 以上。

高血压在我国的患病率为 7.73%（包括临界高血压），目前我国高血压患者已经达到 1 亿多人口。40 岁以上患病率增高，男女的差别不大。高血压的原因目前仍不清楚，但遗传因素很重要，高血压患者有阳性家族史者占 40%~60%。年龄增长是另一个重要因素。食盐摄入量过多、脂肪食物过量、吸烟、大量喝烈性酒、肥胖、工作过度紧张等都是诱发因素。

高血压患者的个性以 A 型行为为主，总觉得时间紧迫，每天匆匆忙忙，担心完不成任务，一心一意钻研等，对疾病并不太在意，所以大多数患者早期症状并不明显，只是在体格检查时偶尔发现高血压，而且血压时高时低，使得患者不会去想服药治疗的事。等到症状比较明显时才发现血压增高已经不再下降，此时会出现头痛、头晕、头胀、耳鸣、脑鸣、顶部紧箍感、后枕部和颈部发僵感、注意力不集中、记忆力减退、四肢麻木、易激惹等症状。睡眠也很差，入睡困难、易醒、噩梦多，总的睡眠质量差，白天不解乏。实际上，这些症状与其说是高血压引起的，还不如说是高级神经功能失调造成的，与神经衰弱十分相像。

高血压病可怕的是并发症，冠心病、脑出血、脑梗死、心肌梗死、肾病等都是高血压致命的并发症，患这类并发症后治疗比较困难，所以控制高血压，预防并发症是当务之急。可惜的是现在许多高血压患者对这一类问题认识不足，北京市统计真正严格服药控制高血压的患者还不到5%，所以医师要大声疾呼：请重视高血压，控制高血压！

精 神 分 裂 症

精神分裂症是一组以思维障碍为主要特征的精神病，伴有情感和行为异常，病程迁延，缓慢进展，最终往往以衰退作为结局。根据流行病学调查，我国精神分裂症的患病率为

5.69‰，城市为 6.06‰，农村为 3.42‰，城市明显高于农村。发病年龄以 16~35 岁为最多，占住院患者的 80% 以上。男女性别有差异，女性发病多于男性。经济水平低的阶层发病高于经济水平高的阶层。

虽说精神分裂症可以分成几个类型，什么单纯型、青春型、妄想型、紧张型等等，但最主要的一点是思维的异常，患者和正常人的交流发生困难，无法沟通，患者可以夸夸其谈 1~2 小时，可是别人无法了解患者想要说的究竟是什么，就像隔了一层幕布一样，这才是真正的精神心理活动的"分裂"。

如果询问精神分裂症患者的睡眠情况，失眠是非常普遍的现象。患者往往入睡困难，脑子里浮现出不少古怪的想法，以致难以入眠。有时在夜深人静时醒转，又在胡思乱想些什么。不过一旦睡着后，就会一觉睡到红日高照，甚至到次日中午才醒，使睡眠变得极其不规则。多导睡眠仪检查可以发现睡眠的潜伏期明显延长，甚至长达几个小时都未入梦乡。REM 睡眠的潜伏期则缩短，但总的时间尚正常。NREM 睡眠也减少，尤其是 NREM Ⅳ期减少至少一半以上，相反，NREM Ⅰ期则增多，中间还经常醒转。

精神分裂症的失眠和其他症状有密切关系，在精神症状好转后，总的睡眠时间延长，睡眠深，NREM Ⅳ期增加，Ⅰ期减少，醒转次数减少。但 REM 睡眠剥夺后会有反跳现象，以致噩梦增多，患者有恐惧感。

情感性精神病

情感性精神病是指一组以情感障碍为主要特征的精神病，患者或表现为兴奋，或表现为抑郁，但通常都不会衰退。反复发作是本病另一个特点。情感性精神病的患病率在欧美国家较高，为 2%~5%，而我国 1982 年和 1992 年的统计资料才 0.37‰和 0.84‰，比欧美国家低 30 多倍。发病年龄多半在青壮年，女性患病的多于男性。

情感性精神病有两种表现形式，是两个极端。一是躁狂，即话多、行动多、情绪高涨；另一是抑郁，表现为情绪压抑、低落、话少、动作慢。这两种精神病有时会同时出现在一个患者身上，称为"躁狂抑郁症"。但不论是躁狂还是抑郁，都有睡眠障碍。美国统计抑郁症患者约 80% 都有失眠，而被诊断为失眠的患者中有 35% 是抑郁症，可见慢性持续性失眠患者实际上是抑郁症的一个表现。

抑郁症患者的睡眠障碍很特别，入睡困难并不太突出，但半夜或凌晨早醒非常显著，而且不易再入睡，在这种黑夜中醒来的漫漫长夜里，患者思考的都是不愉快的往事和经历，反复思索生存的意义，以致会做出自杀的想法甚至付诸实施，所以这种睡眠障碍是十分危险的。由于夜间睡眠不好，白天患者感到疲惫不堪，全身无力，十分想睡可又睡不着。多导睡眠仪检查可发现 REM 睡眠的潜伏期缩短，也就是说患者入睡后很容易进入 REM。而 NREM 睡眠的Ⅲ、Ⅳ期明显减少，Ⅰ期增多，醒转次数增加。结果睡眠变得十分片段化，与临床上观察到的睡眠情况十分符合。

随着病情的好转睡眠障碍也会好转，表现为入睡潜伏期缩短，NREM 睡眠的Ⅲ、Ⅳ期增多而Ⅰ期减少，半夜也较少醒来，可是 REM 睡眠的潜伏期虽然延长些但较正常人仍短。情感性精神病抑郁症状复发的先兆是睡眠不好，所以在服药治疗的过程中观察睡眠情况很重要，一有变化应及时向医师报告，要采取预防措施以免病情加重或复发。

反 应 性 精 神 病

反应性精神病是指由于强烈的精神创伤所引起的精神障碍，这些精神创伤实际上就是生活中遇到的一些不幸事件，如亲人突然死亡、巨大的灾难、配偶不告而别、子女被绑架等，是感情上非常难以接受的意外。精神症状和这些生活事件密切相关，容易被别人理解。经过适当的治疗，效果良好。

反应性精神病由于定义不一致，患病率的数字出入很大。北欧国家患病率约为 1%，我国 1982 年调查数字为 0.68‰。发病年龄较广，从少年到老年都可以发病，但以青壮年居多，20~40 岁发病者占 80% 以上。男女性别无什么差别。

急性反应性精神病在临床上较常见，由来势迅猛的精神创伤所致，症状可以在数分钟到数小时之内出现，持续时间不长，几天到一周之内可恢复正常。患者表现的形式不一，有的以意识错乱为主，答非所问，行为异常，醒后有些遗忘，记不清自己所说的话和所做的事；有的患者则表现动作多、话多、到处乱跑，嘴里说的和精神创伤有关；有的则表现为呆愕，两目直视，呆若木鸡，问话不答，连针刺也缺乏反应。但不论患者表现如何，失眠是一定存在的症状。患者可以接连几夜不眠，瞪目直视，白天照样出现症状，或稍稍打盹一会儿又说话或不说，一般会持续2~3夜，才逐渐睡眠。其他还有延迟性反应性精神病和持久性反应性精神病等。

诊断反应性精神病要慎重，只有在精神创伤足够强烈，而且能被别人理解的基础上出现精神症状才能考虑，否则应严密观察，切勿误诊。

治疗以用镇静安眠药为主，尤其是急性患者用药后多半能很快好转，然后会倾诉心中压抑的情感，如果再加上心理治疗，效果一般是很满意的。

抽动秽语综合征

抽动秽语综合征又称多发性抽动症，是指一组头、面、颈、躯干或肢体的肌肉抽动，伴有咽喉部发声的疾病，严重时可不自主地骂人、说脏话。本病多发生在 3~12 岁儿童，男性多于女性。到了青春期以后，症状会逐渐减轻以至消失，持续到成人期的患者极少。

虽说 1825 年已经有医师描述了本病的表现，但迄今为止原因仍不清楚。有些学者认为脑部有病变，主要是神经递质功能失调，尤其是多巴胺活动过度，所以引起抽动、多动。也有些学者认为心理社会因素在发病中起很大作用，因为多子女家庭很少发现本病，而目前一个子女家庭往往发病者较多，可能和家庭、学校教育方式有一定关系，何况大多数儿童到了发育期以后会自动好转，用脑部病变不太好解释。

抽动秽语综合征儿童常常诉述睡眠障碍，主要是入睡困难，比较容易兴奋，但入睡后尚正常，有时较易醒来。多导睡眠仪检查也证实了这一点：睡眠潜伏期一般正常，并未过分延长，总的睡眠时间也正常，但中间清醒次数较多。总的 NREM 睡眠减少，REM 睡眠有的报告减少，有的报告正常，结果不太一致。在睡眠中可以见到肌肉的抽动，在肌电图上能够记录下来。

由于病因不清楚，治疗只能是对症的。氟哌啶醇是目前最常用而且效果也最满意的药物，可是有嗜睡、少动、颤抖等副作用，一般儿童和家长不易接受。心理治疗也很重要，家长不要给儿童带来心理的负担，如带着孩子到处看病，使孩子误认为自己身患重病，心理发育会受到障碍，很容易衍生出其他神经症的症状来，如头痛、头晕、记忆力差等，这点千万要注意。

你可以睡饱再好

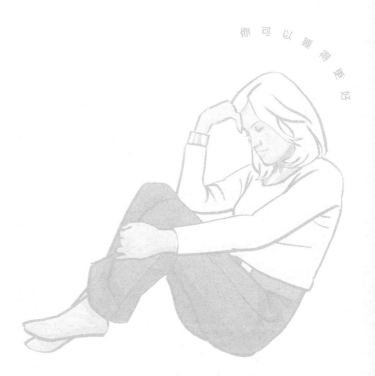

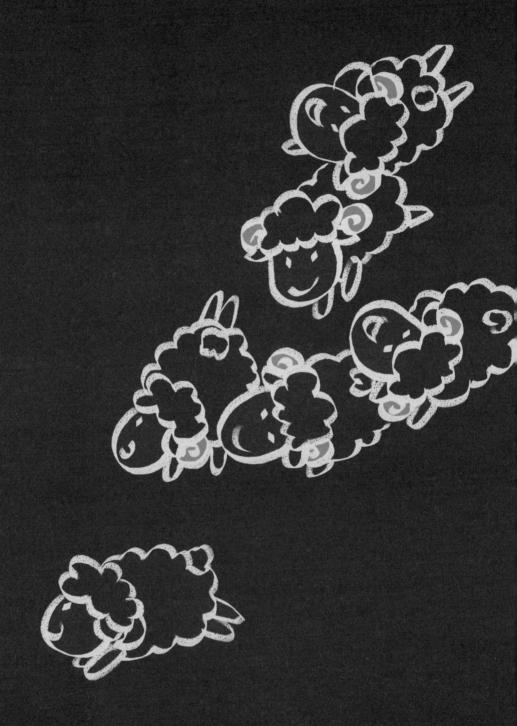

六

优 质 睡 眠
来源于良好的生活习惯

如果仔细询问失眠患者，会发现绝大部分患者都有不良的睡眠习惯，许多慢性失眠患者通过改善睡眠习惯，失眠就能够好转或得到缓解。因此，睡眠卫生教育应始终贯穿在失眠治疗的整个过程中。那么什么是科学的睡眠卫生呢？

科学的睡眠卫生应包括：

（1）定时作息，准时上床，准时起床。无论前晚何时入睡，次日都应准时起床；

（2）床铺应该舒适、干净、柔软度适中，卧室安静、光线与温度适当；

（3）床是用来睡觉及性爱的地方，不要在床上读书、看电视或听收音机；

（4）每天规律的运动有助于睡眠，但不要在傍晚以后做激烈运动，尤其是在睡前2小时，否则反而会影响睡眠；

（5）不要在傍晚以后喝酒、咖啡、茶，以及抽烟。假如存在失眠，应避免在白天使用含有咖啡因的饮料来提神；

（6）不要在睡前大吃大喝，但可在睡前喝一杯热牛奶及一些复合碳水化合物，能够帮助睡眠；

（7）如果上床20分钟后仍然睡不着，可起来做些单调无味的事情，等有睡意时再上床睡觉；

（8）睡不着时不要经常看时钟，也不要懊恼或有挫折感，应放松并确信自己最后一定能睡着；

（9）如果存在失眠，尽量不要午睡，如果实在想睡，可小睡 30 分钟；

（10）尽量不要每天规律使用安眠药，如有需要，应间断服用，原则上每星期不要超过 4 次。

也许读者会说，这些都是老生常谈。是的，之所以被"常谈"正是因为它的正确。何况，这些说起来容易，要做到可不简单，能持之以恒就更可贵了。

睡眠习惯不正确也是病

你也许有过如下经历：明明身体健壮如牛，工作顺心，可就是晚上睡眠不佳，不是睡不着就是老醒，结果白天没精打采，情绪低落，去医院检查也找不出什么病，只好吃些安眠药了事。仔细询问，发现他们不是睡眠没规律，就是睡前喜饮咖啡、酒精、吸烟，抑或晚间经常狂欢聚会。这在睡眠医学中被认为是一种病，称为"睡眠卫生不良"，它是由于睡眠习惯不正确破坏了正常的睡眠——觉醒节律导致的一种睡眠障碍。

那么什么样的睡眠障碍患者属于睡眠卫生不良呢？如果你有入睡困难、睡眠中容易觉醒或早醒等失眠症状及白天过度思睡的表现，并且具有以下至少一种不良的睡眠习惯，那就需高度怀疑是否患有睡眠卫生不良了。

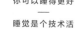
（1）每周至少有 2 次以上的白天午睡或打盹儿；

（2）就寝时间与起床时间没有规律；

（3）每周至少有 2~3 次赖床不起；

（4）睡眠之前常使用含咖啡因的、香烟或酒精等物质；

（5）就寝前进行激烈体育锻炼；

（6）就寝前进行令人兴奋或情绪激动的活动，如：阅读惊险刺激的小说、观看情节复杂的影视剧、进行强烈的脑力活动等；

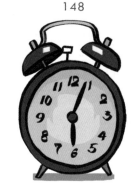

（7）经常在床上进行一些与睡眠无关的活动，如：看电视、读书、学习或吃零食等；

（8）睡床令人不舒服，如床垫不好、枕头过高或毛毯不舒服等；

（9）卧室光线过于明亮、通风不良、不整洁、太热或太冷等；

（10）就寝前进行需要高度集中注意力的活动；

（11）就寝前精神活动过于丰富，如思考、计划或回忆往事等。

如果你具有上述表现，且在医生的帮助下排除了其他躯体或精神疾病，那么你就可以确诊为睡眠卫生不良了。一经确诊，应在医生的协助下，积极改掉不良的睡眠习惯，以求尽早恢复正常的睡眠—觉醒节律。切不可滥用镇静催眠药物或中枢兴奋性物质，以免出现药物成瘾、慢性失眠等不良后果。

卧室的卫生要求

随着我国人民生活水平日益提高，住房条件也正在逐步改善，过去三代，甚至四代同居一室的情况正在让位于夫妻双方居一室，大龄子女另住一室的条件，在这种情况下，布置一个适当的睡眠环境——卧室是可以做到的。

卧室的布置随每家每户的经济状况而定，可以是酷似五星级宾馆的豪华房间，也可以是朴实无华略加装饰的简单房屋。只要是主人自己认可的"家"就行，绝对不必要强求一律，可是有些与睡眠有关系的条件则应当尽量符合。

卧室的温度以保持在 18~20℃为宜。温度太高使人感到烦躁不安，有时还会出汗；温度太低则使人蜷缩一团，都不利于入睡。我国北方地区新盖的居民房多半有供暖设备，可以保证冬季有合适的温度，南方地区到冬季就要购买电暖气、电热毯等取暖设备。夏季是难熬的季节，尤其在南方，整夜汗流浃背很难保证有良好的睡眠，凉席和冲凉水澡是十分必要的。空调已经成为南方城市中调节气温的宠儿，无论冬季或夏季都能使用。但是空调也有很大的缺点，窗式空调噪声太大，壁挂式空调不可能每间房间都有，结果出入各个房间，温度相差太大容易患感冒。此外长期生活在空调环境中，抵抗力较差，有时会发生肩臂酸痛、头晕、昏昏沉沉等"空调综合征"。

通风对卧室来讲很重要。完全密闭的卧室由于空气不流通，即使睡一夜，次晨起床也会感到头脑不清醒。其实想保持卧室的空气清新并不难做到，在入睡前半小时把窗户打开就能充分换气，然后把窗户留一条小缝，使整夜有少量的空气循环而不造成穿堂风。我国南方地区的住房设计比较容易做到这一点，北方地区到了冬季就很难做到，通风不良成了通病。

卧室内不宜采用强光照射，台灯、壁灯的光线要柔和些，以能看到报纸的字体为宜。强光会导致人体生物钟的混乱，不利于进入睡眠。为了预防室外的强光干扰，可用黑色窗帘或在窗帘内衬一层黑色的布料就行。同室的人在开灯看书的情况下，可试试戴眼罩，有时可以奏效，当然最好还是一起熄灯入睡或是到别的房间去睡觉。

噪声也是影响睡眠的重要因素。生理学家发现人在入睡的过程中各种感觉的丧失有一定的次序：视觉、触觉、痛觉、听觉。这就不难理解一只漏水的水龙头的滴水声或一声声远方的狗叫声为什么会干扰睡眠，有时这些不起眼的微弱声音竟然能把将要入睡的人彻底弄

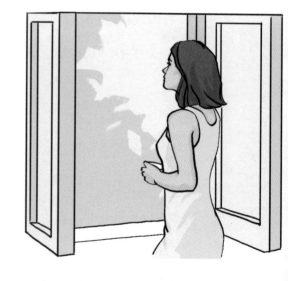

醒。避免噪声有多种方法，在装修卧室时用隔音的天花板、地板是一种基本建设，在地板上铺设地毯也是吸收声音的良策，用较厚重的窗帘可以挡住外来的噪声。个人防护以戴隔音耳塞较为方便，特别是泡沫塑料做的隔音耳塞几乎可以挡住一切杂音，甚至连早晨闹钟的声音都听不到。为了不干扰别人睡觉，听收音机时最好戴耳机。

声音和光线可以直接影响睡眠，因而窗户和窗帘与睡眠有很大关系。旧房子尤其是平房的窗户一般较小，不利于通风，通风不良而致室内空气污浊，不利于夜间睡眠；目前新建楼房窗户都较大，室内通风已不成问题，但居民区通常建在公路两旁，来往车辆的嘈杂声、周围工地的机器轰鸣声、路灯整夜明亮耀眼均会影响睡眠。

故应尽量选择不临街的房间作为卧室，如能选向阳的卧室当然更好，因向阳卧室通常温暖干燥。北方常用双层玻璃，这样，一方面在室内外温差过大时有利于保持室内温度，另一方面也可减少周围噪声的干扰。另外，在窗帘上下一点儿工夫也很值得，应选择厚的、遮光好的窗帘，一般淡雅、柔和颜色的窗帘有利于睡眠，常用的颜色有浅蓝色、淡蓝色、浅米色、白色等，有些人喜欢把卧室的墙壁也弄成这样柔和的颜色。

此外，有一些研究发现，"芳香疗法"对于睡眠有一定帮助。有的人闻着一些特定的香味容易睡着，有的人喜欢水仙花香，有的人愿意闻桂花香，还有在卧室放一盆迷迭香比较容易睡着的，这个都有的。还有的人喜欢在床头放个新鲜的苹果，闻着苹果的香味也容易睡着。但这个"芳香疗法"也不是人人适用，比如有些人闻到百合花香之后会非常兴奋，睡不着。所以这个事要具体问题具体分析，如果想用这个方法，需要花点时间尝试找到适合自己的香味。

在什么样的床上会睡得比较舒服

床是睡眠的场所，人如果想得到良好的睡眠，床当然很重要。从床的进化过程来看，远古时代的人随便躺在地上入睡，根本没有床的概念。以后人们在地上把树叶堆起来，自己躺在树叶上睡才初步形成了床的概念。等到会打猎以后，把兽皮放在地上，人躺在毛皮上又进了一步。再后，用木板、木条围成一个框架，在木板上放上羽毛、树叶、兽皮等物，人躺在木框内，这才是真正意义上的床，而且床的位置开始固定了。从木板床、棕床、藤床、弹簧床、气垫床到水床，人类的床越来越高级，越来越精细，也越来越舒适，其目的就是为了睡得舒服，睡得安稳。

现在一张单人床的长度约 2 米，宽 0.8 米左右，双人床小的约长 2 米，宽 1.3~1.4 米，大的约长 2 米，宽 1.6~1.8

米。这样的长宽搭配足够使一个人或两个人在睡眠时有活动余地，不至于在翻身时干扰别人或掉到地上。

从床的进化来看，目前以睡弹簧床（席梦思）为最普遍，也最为人们所接受，但在挑选席梦思时要注意：最好能看到内在的结构，这样比较放心。弹簧应当每一根都很结实地连接起来，保持直立的位置，不会因体重而把旁边的弹簧拉得躺下来。弹簧下面要附着在木条上，上面的衬垫要足够厚，使人躺在上面觉察不到有一个个弹簧圈。衬垫一般用泡沫塑料做成，至少有 10 厘米厚。在衬垫外面的罩布要平整光滑，不能带毛刺。最后席梦思的边缘要加固，使人坐在床沿上不至于掉下来。

席梦思的软硬合适程度有个测定方法，就是当人在侧卧时，脊梁骨能保持笔直的姿势。如果席梦思太软，脊梁骨会因骨盆下陷变形弯曲；如果太硬，肩膀和骨盆不会下陷，结果胸椎下陷，这样都会引起脊柱疼痛和不适。

最近国外推出的水床，在床垫内灌满了水，确实柔软无比。可是有人认为睡在水床上在翻身时有晕船的感觉，严重时还会眩晕、呕吐，所以不太实用。

曾经有个大夫对比了各种床垫，最后发现各种高价的床垫未必会比普通床垫让你睡得更好，软硬适中，高低适中就可以了。

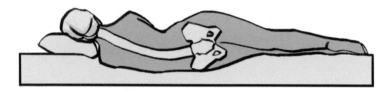

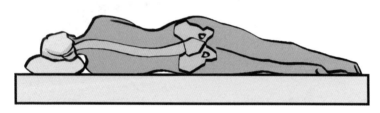

如何选择合适的床褥

有了一个舒适的卧室和一张席梦思，就得考虑床上用品：床褥或者称为卧具。床是一个休息的场所，躺在光溜溜的席梦思上而没有任何床褥还是难以入睡的，就像只有一个戏台而没有任何道具一样，戏是没法唱的。床褥便成了重要的辅助睡眠的工具。

现代人谈到床褥一定会想到三大件：被子、床单和枕头，可以说这是床上用品三大要素。这里我们来分析一下被子和床单，关于枕头在下一个问题中单独讨论。

床单以棉布的最好，取其吸水性强也易染色，但洗涤后要熨是其缺点。化纤制品如果与棉布混纺，则兼有吸水性和不需熨的优点，比较实用。

被子的种类也多，最常用的是棉被，也可用丝棉、驼毛、羽绒等。羽绒保暖性能最好，重量又轻，较受人欢迎。夏季往往用毛巾被，吸水性强，舒适松软。毛毯常在春秋季用，但分量太重是个缺点，我国往往只作为被子的添加物，不是主要的被褥类。

至于床罩等只是装饰品，与睡眠的关系不大，就不作介绍了。

如果你想有个安稳的睡眠，请注意床单和被子的质地、材料和做工。

如何选择合适的枕头

睡觉离不开枕头，适宜的枕头有利于全身放松，能够保护颈部和大脑，可促进和改善睡眠。选择枕头一般应注意以下几点：

（1）高低合适：俗话道"高枕无忧"，是否真的如此呢？事实上，枕头过高，既不利于睡眠，也不利于健康。因为如果枕头过高，会使颈部肌肉韧带长时间处于紧张状态，容易引起疲劳，诱发"落枕"。长期睡高枕，易造成颈椎的损害，加重颈椎骨质增生和颈椎病，引起颈肩部麻木酸胀，甚至影响脑部血供，出现头晕、眩晕等症状，故有颈椎病的人尤其

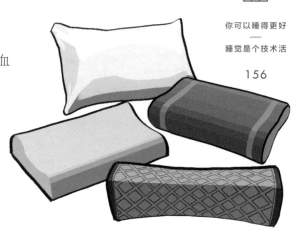

不应使用高枕。

而枕头过低不利于脑静脉血液回流到心脏，使脑部静脉血淤积，从而引起脑缺氧，使人头昏脑胀甚至头疼，不利于睡眠，次日晨起睡醒后还可出现眼睑和颜面水肿。

那么，枕头多高才算合适？由于人的高矮不一，不能用一成不变的尺度来确定枕头的高度，枕头多以自己的一拳头竖高为宜，成人的枕高通常在 6~10 厘米。不同疾病使用枕头的高度也不一致，高血压、颈椎病和脊柱不正的病人不宜用高枕，肺病、心脏病、哮喘病人不宜用低枕。

（2）长宽适度：枕头以稍长为宜，枕头的长度应够头部在睡眠时翻一个身的位置。枕头不宜过宽，以 15~20 厘米为宜，过宽易使头颈部关节、肌肉紧张。

（3）软硬适中：枕头宜软硬适中、以稍有弹性为好。枕头太硬会使头颈部与枕头接触的相对压力增大，引起头部不适；枕头太软，则难以维持正常高度，使头颈部得不到一定的支持而疲劳，枕头弹性过大，则头部不断受到外加弹力的作用，易产生肌肉的疲劳和损伤。自古至今，制作枕头的原料无奇不有，品种繁多。举例来说，石头、竹子、木板、布料等都有，而其内容物则包括棉花、木棉、绿豆皮、荞麦皮、羽毛、化纤制品等。枕头的选择因人而异，并无严格规定。目前多数人愿意用羽绒枕头，因为睡在上面柔软、舒适、耐用又便于洗涤，不过对羽毛过敏的人不能用。化纤制品的枕头也不错，柔软、舒适，可惜透气性差，头部易出汗的人不适合，而且久用后会变得硬实，不易膨胀。枕套用棉织品或化纤制品都可，但枕巾以棉织品为佳。

睡衣以什么材质为好

在卧室和床垫的条件有所改善后，晚上睡眠穿的睡衣就引起了人们的注意，因为贴身穿的衣服对睡眠的影响不小。

没有条件时一般脱掉白天穿的外衣，剩下汗背心和内裤就可以入睡了，现在有了条件，可以适当地改进一下。睡衣应当贴身穿，一般可分为睡袍和睡衣两大类，睡袍是一件的，从领子一直罩到腿上，睡衣则分上衣和裤子。穿睡袍或睡衣完全根据个人爱好而定、并无严格的规定。但无论睡袍或睡衣均以松软宽大为好，虽贴身而不紧箍，这样在床上翻身、起卧都很方便。睡衣上的纽扣越少越好，免得睡着后压在皮肤上很不舒服。睡衣的颜色以浅色为佳，天蓝、浅蓝、湖绿、粉红、淡黄、白色等色泽有利于睡眠的环境，大红、大绿、大紫、黑色等刺激性强，对睡眠并不有利。

既然是贴身穿的衣服，每昼夜都要穿6~8小时，其质地当然要挑选一下。棉织品的吸水性最强，穿着最舒服，夜间睡眠时如果有些出汗，很容易吸收，身体也会感到舒适，但洗后发皱，要熨烫，不太方便。麻织品较挺括，也有一定的吸水性，夏季穿着较好，南方地区常用以做睡衣。丝织品很柔软，又美观，但吸水性差，夏季穿易粘在身上，冬季穿又太凉，所以适合有空调的房间里穿着，此外，真丝睡衣在洗后要熨也较麻烦。毛织品一般不用做睡衣的原料。

现在比较常用棉和化纤的混纺料子做睡衣，棉占50%~60%，这样既有吸水性，也比较容易保持样式，不易皱缩，洗后也不一定要熨，而且又便于染色，因此作为首选原料。

什么样的睡觉姿势益于睡眠

人的睡觉姿势千姿百态，有的仰面睡得直挺挺的，有的趴着，有的蜷着腿，有的像虾一样……但归纳起来，睡眠姿势不外乎仰卧、侧卧、俯卧三种。那么，什么样的姿势最正确呢？俗话说："立如松，坐如钟，卧如弓"。显然以略为弯曲的侧睡最好。

因为仰卧和俯卧时身体与两腿都只能固定在伸直位置，一是难以变动，二是腿伸直时肌肉处于紧张状态，不能充分休息。仰睡时两手很容易自然地放在胸口处，这样既容易压迫心肺，影响其功能，又容易做噩梦或梦见被人压着而惊醒。另外，仰卧时容易因舌根下坠而出现打呼噜，甚至出现夜间憋醒。俯卧时胸腹部受压更甚，口鼻也会被枕头捂住，为了避免捂住，头就会长时间地偏向一边，往往造成颈肌扭伤，也就是"落枕"。而且俯卧时还压迫了心肺，不利于呼吸和心脏泵血。此外，俯卧还有损面部美容。

侧卧位时脊柱弯曲犹如一张弓，四肢可以放在较舒适的位置，有利于全身肌肉的放松，胸部受压最小，也不易引起打呼噜或呛咳。但是是向右还是向左侧睡好呢？当然是向右侧睡最好。因为心脏在胸腔的左侧，当右侧睡时，心脏位置高，胸腔内受压最小，有利于减轻心脏负荷，使心排血量增多，同时，胃通向十二指肠的开口位于左侧，右侧卧位有利于食物从胃排入十二指肠，有助于食物的消化和吸收。故通常认为，一般人以右侧卧位为好。

右侧卧位是最佳睡觉姿势！

事实上，人在睡眠过程中的姿势并不是固定不变的，不管采取什么卧姿，睡着了都要翻身，改变原来的睡姿。有人观察到，人在睡眠过程中，体位变动可达 10~50 次，睡眠中的辗转反侧实际上有助于改进睡眠效果，消除疲劳。因此，睡眠的姿势当以有利于入睡，睡得自然舒适为准。

婴幼儿、孕妇、病人各应选择
什么样的睡觉姿势

虽然对一般人来说，右侧卧位是最佳卧姿，但对于某些特殊人群，这一睡姿并不合适。比如对婴幼儿，虽然右侧卧位可预防吐奶、吐水而导致的窒息，但不宜长期采用这一个姿势睡觉，如果长期用一种姿势睡觉易使头部变形，俗称"睡歪了头"，故应当各种卧姿交替。亚洲国家婴幼儿多取仰卧位，而欧美国家多取俯卧位。国外认为俯卧更有利于健康，因婴儿胃容量小，贲门收缩力弱，婴儿常吐乳，俯卧可以防止其吸入肺中，而且贲门位于背部，俯卧时可得以抬高，能防止吐乳。有些孩子喜欢趴着睡，但是这个姿势肺部受压，时间长了真的不舒服。

孕妇选择什么样的睡眠姿势，主要看是否有利于胎儿的生长、发育和维持孕妇的正常生理功能。从生理上讲，中、晚期孕妇 80% 子宫右旋倾斜，常常使右侧输尿管受压，部分孕妇可致右侧肾盂积水和肾盂肾炎，右侧卧位只能加重子宫对右侧输尿管的压迫，因此孕妇不适宜采取右侧卧位；那么，仰卧位行不行？仰卧时增大的子宫可直接压迫下腔静脉，影响下肢的血液回流，引起下肢水肿，子宫也可压迫腹主动脉，影响盆腔、子宫、甚至胎儿的供血，这样看来仰卧位也不好；俯卧位虽不会压迫输尿管和静脉，但会直接压迫胎儿，影响胎儿发育，这就更不合适了；对孕妇尤其是妊娠中、晚期的孕妇来说，左侧卧位是最合适的卧位，选择左侧卧位既符合孕妇的生理，也利于胎儿生长发育。

病人因病种不同，睡姿也各不相同。心力衰竭及哮喘发作的病人，宜取半坐位或高枕位，采取这种体位可使一部分血液因重力作用，滞留在腹部和下肢，回心血量减少，肺部充血可减轻，有利于缓解呼吸困难，同时心脏负担也能减轻；胸腔积液的病人，一般宜采用"患侧卧位"，这样既不妨碍健侧肺的呼吸，又能使患侧肺得到一定程度的休息，有利于睡眠和对疾病的治疗；腹水的病人常要半靠半睡（半坐位），这样能缓解腹水对膈肌的抬升作用，减轻呼吸困难；双下肢水肿的病人，睡眠时要把双下肢抬高，以利于血液回流，减轻水肿；下肢静脉曲张的病人也要抬高下肢。其他不同疾病的睡姿在此就不一一列举。

喝牛奶、喝酒有用吗

有一些传言说"喝牛奶对于入睡有帮助",这是对的,但又不全对。牛奶本身其实并没有什么催眠作用,是因为有的人会半夜饿醒,而牛奶和饼干可以解决"饿"的问题。如果晚餐胡吃海塞睡前再喝大量的牛奶,这对睡眠反而没有什么好处。

有的人睡前喝一点小酒会睡得更香,偶尔喝一点确实有帮助。但是有的人长期喝,而且喝的还是白酒,不喝就睡不着,这就是成瘾了。一方面酗酒对身体不好,另一方面酒精依赖是一种病,需要治疗的。

睡前洗个热水澡有用吗

不少科普读物都把睡觉前洗个热水澡作为提高睡眠质量的良方,有没有道理呢?应该说,这种行为是有益于睡眠的,是有科学道理的。

睡眠本身与其说是被动的过程,还不如说是主动的过程,因为人需要睡眠,是生活的需要之一,与饮食、饮水、空气、阳光等因素同样重要。睡眠的产生来自身体各部分的松弛,包括肌肉的松弛、大脑的松弛、心血管的松弛等。如果在睡眠之前有意识地使自己放松，作为一个准备动作肯定对睡眠有好处，洗热水澡是放松自己的方法之一。

洗热水澡有盆浴和淋浴两种方法。如果家里有个浴缸，在入睡前可以在浴盆中泡半个小时左右，水温在 38~40℃，不宜太热。人闭上眼睛，静静地躺着。如果买一些松香放在布袋里泡在水中，效果会更好些。淋浴也能达到类似效果，但不如盆浴。根据物理治疗专家的意见，人泡在热水中，可以使周围血管扩张，全身大部分血液便会流入这些扩张的血管中，使内脏器官中的血液相对减少些。由于脑部血流的相对减少，大脑会感到疲倦，表现为呵欠连连、困倦，因而有利于睡眠。

老年人浸泡在浴盆中的时间要相对短一些，水温略高些。在洗澡完毕后要慢慢站立，在浴盆内最好放一个塑料垫，以免滑倒。浴盆外要装个扶手，地板上也要铺些垫子或木板。总的原则是防止外伤。

现在买一个燃气热水器或电热水器已经很普遍，但一定要注意通风，注意电路，以免发生煤气中毒或电器短路，发生触电事故。细致地检查一下各种热水器，规范化地使用，定期清洗热水器是十分重要的安全措施。

睡前散步有治疗失眠的作用吗

这个题目如果能"放大"些来说就更好，也就是说，睡前做些运动能不能治疗失眠？有人认为睡前做些运动会使脑子更加兴奋并不有利于睡眠，那么究竟怎样来看待这个问题呢？

我们知道睡眠的前提是全身的放松，是精神上、心理上、身体上全面的放松。要做到全身的放松需要有一些准备活动，想使精神上放松就得放弃一些冥思苦想的专业技术性的钻研，在入睡前不要再去琢磨科研题目或企求解答一道难解的数学题，而代之以轻松活泼的内容，如听一段轻音乐，哼一首自己喜欢的曲子，看一段喜剧等。心理上的放松则是放弃一些对自己心理上有压力的考虑和想法，而代之以平常心。

身体上的放松可以做些运动，现在已经有不少人在晚餐后或入睡前到街上散步、小跑步、遛狗、打拳、扭秧歌等，这些活动一来是锻炼身体，二来是娱乐身心，三是和社会交往，如果条件许可，坚持这样做是有利的。当然做些运动并不是让你去跑 100 米，和别人比赛；也不是去打一场激烈的篮球或足球赛，这样反而会使大脑兴奋起来。这里指的睡前做些运动是做自己感到力所能及的运动，尤其是老年人一定要注意这一点。

睡前散步之后，由于肌肉小量活动，血流通畅，而且脑内血流因为流向肌肉而相对减少些，这样易于入睡。同时在散步的过程中，精神也放松了，许多心理上压力较大的事想得也少了，就更能帮助睡眠。

至于年轻人，睡前有条件从事一些比较激烈的体育活动也是允许的，如游泳、打乒乓球、打羽毛球、打保龄球、打台球等都行，但是也得遵循力所能及的原则，不要过度，否则可能激发起大脑的兴奋，反而睡不好了。

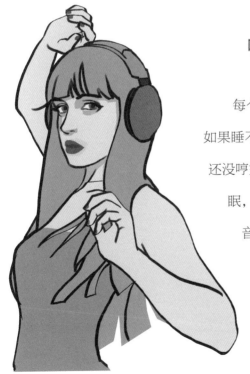

听音乐也能治疗失眠吗

每个人可能都有这样的经历：在小时候，如果睡不着了，妈妈会哼上几首催眠曲，曲子还没哼完，就已经睡着了。确实，音乐能够催眠，成人也是如此。音乐的节奏、旋律、音色、速度、力度可以影响人的情绪变化，实践证明，让失眠的病人听舒缓的民乐、轻音乐等，可以使情绪平稳、放松、安静，能使其心平气和，消除不安和烦躁而安静入睡。对于有焦虑、抑郁情绪的失眠者，听柔和、优美、抒情类音乐，能够帮助病人排除忧虑和烦恼，缓解焦虑，舒展其紧缩的双眉，有的病人还能跟着乐曲哼唱，这样的话，可忘记忧愁，沉浸在愉悦和放松之中，无疑有助于改善睡前的紧张状态。经过一段时间的治疗，调节了病人的情绪，解除了疾病带来的精神压力，增加了战胜疾病的信心，失眠也会见好。

选什么样的曲子最有助于睡眠呢？当然是舒缓、轻柔的催眠曲、轻音乐或民乐，不能选粗狂激烈的摇滚乐。国外有一些久负盛名的催眠名作如《催眠曲》《妈妈》《宝贝》等，这些曲目都是为了催眠而作，其改善睡眠的作用已为多年的实践所证明。国内的一些曲目如《二泉映月》《春江花月夜》等对睡眠也有帮助。

你可以睡得更好

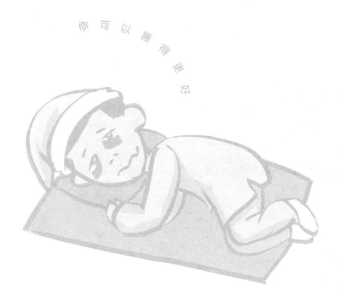

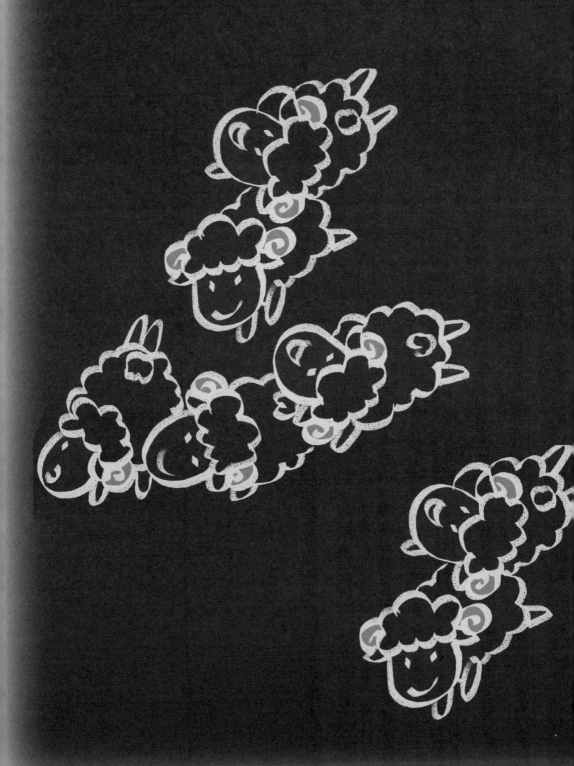

七

不靠药物
如何有效改善睡眠

20 多年前，尽管很多人饱受失眠的痛苦，但人们对睡眠及睡眠相关疾病的了解很少，对睡眠的研究也并不多，睡眠障碍尚未引起我们足够的重视。随着人民生活水平的提高，人们提高生活质量的愿望更迫切，我们不仅要度过忙碌紧张的白天，还要享受宁静甜美的夜晚；不仅要"吃得好"，还要"睡得香"。可是，2002 年全球睡眠调查结果显示，我国有 45% 的人不同程度地遭受失眠的折磨；2006 年，全国六城市调查，成年人一年内失眠者高达 57%，但是为失眠去看病者仅 21%；中国人民解放军总医院神经科门诊用 SCL-90 表格调查 1003 例患者，发现 649 例有失眠，占 62.8%。惊人庞大的失眠人群越来越迫切地想知道：失眠，怎么办？

引起失眠的原因很多，在这本书中会有较详细的分析，现在我想说的不是具体的方法，而是在我们遇到失眠时的态度和原则性的措施。

很多人对付失眠的方法就是"忍"。今天睡不好，熬一宿，或许明天就能睡好了。有时这办法还是有效的，挺挺就过来了。但如果连续几天还睡不着，有些人忍不住了，要么自己找几片安眠药吃，要么就上街寻医问药了——"病急乱投医"嘛。结果呢，不少人仍然睡不着，甚至有人产生了药物依赖。

对这样的做法，本无可厚非，但需要说明的是，遇到失眠时，一定要有正确的心态，失眠并不可怕，大多数失眠不需要吃药就可以控制，有些失眠，只要采用合理有效的药物治疗，也能取得满意的效果。同时，在自己治疗失眠的时候，一定要对失眠的原因有些了解，对我们常用的安眠药有所了解，不要以为"久病成良医"。其实安眠药还各不相同，有短效的、中效的和长效的。服药时应注意什么，如喝酒后服药一定要慎重，否则易造成药物滥用，产生药物依赖，严重时还危及生命。

有些人说"最安全的就是不吃药"，一般情况下，这种说法是对的，但有些时候，失眠是不能靠"忍"来对付的。如果只是一味"忍、忍、忍"，轻者头昏脑胀，整日无精打采，重者肝火上升，诱发、加重其他病症。有位高血压患者，最近吃几种降压药效果都不好，原来近期他严重失眠，经对症治疗后，睡眠好了，血压也容易控制了。因此，身体欠佳的朋友，如患有高血压、心脏病及消化道溃疡等病时，对付失眠的办法最好是上医院诊治，接受合理的治疗，而不要一忍到底。

怎样跳出失眠的怪圈

人在一生中的不同时期，都有可能遭遇失眠的痛苦，每到深夜，失眠者总会躺在床上辗转反侧不能入睡，那种想睡又睡不着，盼天亮而又怕天亮的滋味，实在让人苦不堪言，长此以往，就会出现一到晚上就紧张，一说睡觉就担心能不能睡着的情形，越担心越睡不着，越睡不着越担心。殊不知，这样已经形成了一种恶性循环，最终结果常常是彻夜不眠，严重影响白天的工作和生活。

那么，该怎样去打断这个恶性循环，不再让失眠如此困扰我们呢？首先，我们建议睡前一小时内不要做繁重的脑力或体力劳动和锻炼，因为睡前过度运动会使血液循环加速，精神兴奋，不利于睡眠。睡前可以按照自己所喜欢的方式来放松自己，例如听一段自己喜欢的轻音乐等。其次，学会放松自己。在睡不着时，可做自我放松操，如平躺在床上，展开四肢，让全身肌肉放松，手脚用力3秒钟后立即放松，如此反复。也可平卧，双上肢放于体侧，双下肢分开与肩等宽，全身放松，吸气时想象外面的空气从肚脐进入，呼气时想象腹内之气散开，流经四肢从手脚心排出体外，经过这样的放松，一定会有助于睡眠。最后，应"接受"失眠，顺其自然，学会与失眠"和平相处"。人往往是越怕睡不着，就越睡不着；越睡不着，就越胡思乱想，其结果是更睡不着。与其这样怕字当头，还不如顺其自然，当你试着把失眠当成生命的一部分接受下来，随遇而安，就会把忧虑、紧张和急躁一扫而光。所以，当晚上睡不着或早醒时，你不妨默默地对自己说："我才不在乎睡着睡不着呢。"心情放松，反而会休息得好一些，有时即使夜里睡不好，第二天的感觉也不会太过疲倦。

对失眠认识的常见误区有哪些

这些年来，人们对失眠的关注越来越多，伴之而来的是出现了很多对失眠认识的误区，常见的误区主要表现在以下两个方面：

（1）对睡眠缺乏正确的认识：失眠症患者往往以每天能否睡足 8 个小时作为睡眠好坏的标准，因此如果睡眠时间比较短，即使第二天精力充沛，思维和行为敏捷，患者也会觉得没睡好。其实，睡眠好坏，并不是以时间多少为唯一标准的。有些人，如爱迪生，每天只睡 4~5 小时就够了，而爱因斯坦则要睡 10 个小时才能正常工作，8 小时只是人类睡眠时间的平均数，对个人来说并不是金标准，即使睡眠时间短，只要第二天精神、体力均好，就不算失眠。

失眠者睡前自我紧张常是最大的误区，失眠症患者常常把失眠与健康状况下降、美丽容颜丧失甚至死亡联系在一起，因而每当临近睡觉时就感到紧张、恐惧，担心睡不着；而失眠又反过来"证实"其担心的正确性，这样不断地暗示，使患者陷入失眠、情绪反应和认知唤醒的恶性循环，失眠成为患者的中心问题。许多患者就是因为担心失眠而产生了失眠，并不断地加强不良的认知评价。其实，尽管睡眠不佳对健康状况确有影响，但过分担心失眠所带来的危害远远大于失眠本身所产生的影响。如果仔细想一想，许多人在休息日通宵达旦地玩牌、娱乐，又何尝有"失眠"的想法，为什么偶然的失眠就要这么紧张呢？

经常把治疗后的睡眠状况与失眠前进行对比正确吗？这是失眠患者常犯的又一错误，他们经常把治疗后的睡眠时间和质量与失眠前进行对比，认为以前躺下即睡，直至天亮，而现在都治疗了好长时间了，睡眠却仅仅改善了一点点，因此灰心丧气、焦虑不安，这种情绪恰恰是睡眠的大敌。正确的做法应该是以治疗前的睡眠状况作为参照，积极发现治疗带来的好处，只有这样才能对治疗树立信心，减少焦虑和抑郁情绪。

（2）对安眠药的误解：一种错误做法是滥用安眠药，有人一失眠就服安眠药，而不去分析引起失眠的原因，也就不能针对失眠的原因采取适当的措施，结果造成虽然吃安眠药，但睡眠状况不能改善，甚至会出现安眠药依赖。正确的做法是：先寻找失眠的原因，对因治疗，必要时才对症服用安眠药。

另一种错误认识是，对安眠药抱有过分恐惧的态度，即使大夫开了处方，也不敢服用，单依靠自己的调节或仅仅服点儿中药，有时即使壮着胆子去用，也是服服停停，不能遵照医嘱按时服药，结果就是不得不长期忍受失眠的痛苦。其实，现在市面上常用的安眠药经过严格的优胜劣汰，一些副作用大、成瘾性大的安眠药已经基本不用或少用了。另外，虽然这类药物严格来说都可能有成瘾性，但实际上，发生的仅是极少数。而且，在临床使用上，医生也知道把握分寸，因此，这种过分恐惧的心理是不必要的。

常见的失眠治疗方法

导致失眠的因素如此之多，治疗方法自然也不会单一。从医师的角度来考虑，首先要从病因上解决问题。前面我们已经谈到不少内科、外科、内分泌科、神经内科等疾病引起的失眠，当务之急就得请专科医师把病因治愈，例如控制感染，降低体温，止痛，针对心、肺、肝、肾、内分泌疾病加以治疗等等，只有治疗病因后失眠才会好转。

针对失眠本身的治疗，则主要包括非药物治疗和药物治疗两大方面。其中，非药物治疗因无严重副作用，而被广大医师认为是除病因治疗外的首选治疗方法，它主要包括以下几个方面：

（1）睡眠卫生教育：失眠往往与不良的睡眠卫生有关，如把床当作工作和生活的场所、开灯睡觉等。不良的睡眠卫生会破坏睡眠的正常节律，引起不必要的睡前兴奋。许多慢性失眠患者通过改善睡眠卫生，失眠问题就能获得解决或得到缓解，并能改善预后。因此，睡眠卫生教育在失眠的治疗中具有重要地位。

（2）认知治疗：是以改变个人对某些事物的认识为主要目标的一类治疗方法。它主要通过让患者正确地认识失眠及其对身体的影响，消除对失眠的恐惧心理来达到治疗效果。

（3）行为治疗：通过减轻失眠患者的焦虑抑郁情绪，以达到治疗失眠的目的。有研究显示，对初发的失眠患者，行为治疗和药物治疗同样有效。

（4）时差治疗：主要用于治疗因时差导致的睡眠障碍。

（5）光照治疗：用于因三班倒引起的睡眠障碍。

（6）褪黑激素的治疗。

药物治疗是失眠治疗的最后选择，中西药都可以，但切记！药物只是最后一步，而且只能短期使用，不可经常服用、长期服用，否则难免会出现副作用。下面我们将介绍一些治疗失眠的具体的切实可行的方法，希望对读者有帮助。

如何避免因使用兴奋大脑的药物造成失眠

在药物中，似乎镇静性的药物比较多，但不可否认，也有一些药物对大脑有兴奋作用，如果服用这些药物，就有可能引起失眠。

最常用的兴奋大脑的药物是咖啡因，咖啡因在茶、咖啡、可可中含量都较多，可乐类饮料中也有一定的量，所以睡前不宜饮用浓茶、咖啡和可乐类饮料，以免影响睡眠。在药物中，各类去痛药物也含有咖啡因，如加合百服宁、散利痛、索米痛片（去痛片）、APC，剂量虽然不相同但都有，所以晚上服药要注意有没有咖啡因，以免失眠。神经科或内科常用的巴甫洛夫合剂（医院里称为健脑合剂）也含有咖啡因，虽然有调节神经的作用，但长期服用这类药水也没有什么好处。还有一种治疗偏头痛的药叫麦角胺咖啡因，是由麦角胺和咖啡因合在一起组方，咖啡因的含量高达100毫克，差不多相当于一杯速溶咖啡内的咖啡因含量，所以这个药千万不要多服，偏头痛发作好转后就应该停止，否则肯定会影响入睡。

另一类能兴奋大脑的药物是麻黄碱的衍生物，如去甲基麻黄碱、安非他明、"摇头丸"等，这些药物对大脑的兴奋作用很强，而且可产生成瘾性，所以国家已经规定把这些药物按麻醉药品来管理，一般市面上买不到。但是麻黄碱在中药配方里仍有，如著名的止咳止喘中药方"麻杏石甘汤"内麻黄是主要的一味药，长期饮用也会导致失眠，这点要引起读者注意。

还有一类药物是治疗儿童多动症的，如哌甲酯（利他林）、匹莫林等都有兴奋大脑的作用，有些家长来询问为什么孩子吃了药以后多动症见效可是失眠了，那就是药物的缘故。最后有一些减肥药也有兴奋大脑的作用，服用后食欲减退和失眠，人肯定会消瘦些，但付出的代价也相当大，所以减肥的女性不可不慎！

保持心理平衡对治疗失眠很重要

心情不好的时候睡眠也不会好，焦虑时紧张不安、搓手顿足、唉声叹气，常常入睡困难；抑郁时心情沮丧、低落、消极，同样也难以睡好，而且往往半夜醒转。由此可见保证心理平衡对睡眠的重要性。

同样，我国传统医学也提到"内伤七情"都是致病的原因，即"喜怒哀思悲恐惊"七种情绪变化如果过分都对人体有害，也都可能导致失眠。

喜是好事，为什么也会引起失眠呢？我就曾见过这样的例子，有位研究生努力学习，考过了托福和GRE，被美国一所大学录取了，他欣喜若狂，但高兴过了头，连续失眠一周，以致白天头脑昏昏沉沉，直到去美国上学后才逐渐好转。

悲哀异常的确是失眠的根源。曾有一对十分恩爱的夫妻相濡以沫达10年之久，但男方突然发现患了白血病，经半年治疗无效撒手人寰，那年轻的妻子从此患了失眠，半夜醒来泪湿枕巾，痛哭失声。用了多种药物效果欠佳。

遭遇令人恐怖之事常常导致失眠，有位女青年不幸有过被人强暴的经历，从此她一到晚上就心有余悸，即使已经关门上锁了，却还是经常害怕可能会有人闯入卧室对自己非礼，以致入睡困难，纵然睡着了也是噩梦频频，重现被人强暴一幕，甚至半夜大叫而醒。

总之，情绪的变化和失眠休戚相关，因而保持心理平衡非常重要，一般说来，情感的表达宜适中，不过度，不压抑，这样才有益于身体健康，更对睡眠有帮助。

刺 激 控 制 疗 法

刺激控制疗法是行为治疗的一种，主要适用于严重入睡困难的慢性失眠病人。这些病人往往上床较早，试图强迫自己早早入睡，但实际上却事与愿违，越想早点睡觉就越睡不着，焦躁不安，结果形成恶性循环，甚至彻夜不眠。刺激控制疗法的目的就是要用重新建立上床与睡眠的关系来纠正入睡困难。刺激控制疗法的具体内容有：①不要早上床，只有在困意袭来时才上床；②不要在床上做睡眠和性生活以外的事情，如读书看报、看电视、吃东西或想心烦的事情等；③如果上床后15~20分钟内不能入睡，则要起床到其他房间去活动活动，如看书、织毛衣、做家务等，但要避免进行使人高度兴奋的活动，如下棋、打扑克等，当再次感到困倦时再上床；④如在 15~20 分钟内仍不能入睡，则再起床活动，如此反复，直至入睡；⑤每天早晨把闹钟调到同一时间，它一响就起床，不要考虑晚上睡了多少时间或白天将会有多累；⑥白天不要打瞌睡或午睡。进行刺激控制疗法时，严禁病人在床上从事各项活动，但性生活不受限制。以上的①和②条的目的在于加强床与迅速入睡之间的关系；⑤和⑥条有助于逐步建立稳定的自然睡眠节律。

有一点需要有心理准备，应用刺激控制疗法时，在第一周时可能会使失眠加重，但只要长期坚持，最终肯定能够逐步建立起正常的睡眠－觉醒节律。

睡 眠 限 制

睡眠限制方法来源于临床观察，许多观察发现，失眠者的睡眠效率很低，许多人在床上真正睡着的时间不到 85%。为了巩固睡眠，提高睡眠效率，要限制失眠者躺在床上的时间。这类病人首先要对自己平时的睡眠时间进行评估，估计每晚睡眠的平均小时数，然后把自己在床上的时间限制在这个数值。例如，一个人每晚卧床 8 小时，但估计只睡着了 5小时，睡眠效率为 60%，这时就规定自己每晚在床上的时间为 5 小时，可以凌晨 1 点上床，6 点起床，使睡眠效率提高。数天后，当每晚在床上的大部分时间为睡眠时间，睡眠效率达到 80% 以上时，就可以开始增加床上时间，晚上 12 点上床，仍然 6 点起床。当床上时间又大部分为睡眠时间时，再增加睡眠时间，以此逐渐达到正常睡眠时间。这样逐渐进行的限制可以让病人知道自己究竟睡多长时间是正常的，并形成一个适当的睡眠时间的概念，有一个规律性睡眠时间。睡眠限制疗法要求病人每天早上在规定时间起床，即使夜间睡眠不好，也要按时起床，中午不要午睡。

此种办法在临床上被证明是十分有效的。睡眠限制疗法适用于那些夜间经常醒来或睡眠断断续续的严重慢性失眠病人。

放 松 治 疗

放松治疗是行为治疗的一个重要方法，进行放松训练的一般原则有：①计划进行放松练习后，要下决心坚持每天练习，以形成一种习惯；②每天练习 2~3 次，练习越多越容易放松；③环境要求：安静整洁的房间，光线柔和，房间周围没有噪声，避免被人打断；④不要在空腹或饱餐后练习，练习的房间不能太热或太冷；⑤初练习的可选择舒适的姿势躺着，以后也可坐着或站着练习；⑥要以"主动的态度"去练习；⑦练习时，要注意采用正确的呼吸：一只手放在胸部，另一只手放在胃部，通过鼻子深呼吸，尽量让肺部肌肉张开，呼吸要缓慢、均匀，避免快速地深呼吸；⑧记录练习的过程，评价放松的步骤是否合适自己。以下是几种常用的放松方法：

（1）认知或冥想放松法：闭上眼睛，集中注意力于心的意念及快乐舒适的情境，或想象自己正处于遨游的情境中。

（2）腹式呼吸放松法：相对于生气紧张时以胸式呼吸为主，腹式呼吸与放松有关，学习腹式呼吸法有助于放松。练习腹式呼吸的开始是躺在床上，调整姿势及转动手、脚、肩等，使自己的全身轻松、舒适地躺着。随后闭眼，感受自己呼吸的深浅与韵律数十秒，接下来随着呼吸动作使腹部跟着缩进、突出并尽量维持胸部不动。如果之前从未练习腹式呼吸，则照此步骤需每天练习数十分钟，直到能分辨胸式呼吸与腹式呼吸的不同，即可随意控制两种呼吸法的变换。当能自然地作腹式呼吸时，接下来则尝试每次吸、呼后暂停半秒，在暂停间回想刚刚吸、呼的舒服感。当感受到舒适的呼吸深度与韵律后，持续练习数十分钟。在练习阶段不要在入睡前练习，而是当熟练后才应用至睡前帮助放松入眠。

（3）渐进性肌肉放松法：最基本的动作是：绷紧你的

肌肉，维持这种紧张感 3~5 秒钟，然后放松 10~15 秒钟，最后，体验放松肌肉的感觉。其放松的程序是：①足部：把脚趾向后伸，收紧足部的肌肉，然后放松，重复；②腿部：伸直腿，翘起脚趾指向脸部，然后放松，弯起腿，重复；③腹部：向里向上收紧腹部肌肉（好像腹部正要受到一拳），然后放松，重复；④背部：拱起背部，放松，重复；⑤肩部 / 脖子：尽可能耸起双肩（向内、向上），头部向后压，放松，重复；⑥手臂：伸出双臂、双手，放松，弯起手臂，重复；⑦脸部：紧张前额和脸颊，皱起眉头，咬紧牙关；⑧全身：紧张全身肌肉，包括足、腿、腹部、背部、肩部手臂、脸，保持全身紧张几分钟。练习时，可以播放事前录制好指导语的录音带，随着指示集中注意力在各部位肌肉，然后放松，重复。

（4）自我暗示法：垂下双肩，放松全身肌肉，注意呼吸，放松。例如暗示自己，我现在的眼皮很沉，很沉。

如何改善焦虑引起的失眠

失眠和焦虑常形影相伴，国外有学者研究发现，失眠症患者中存在中度至重度焦虑的达 54%，而慢性焦虑患者主诉轻度失眠的有 18%，中至重度失眠的有 69%。失眠者的焦虑主要来源于：①担心失眠本身，即担心入睡延迟，以及夜间醒来或早醒后难以再入睡；②担心失眠的后果，即担心失眠会损害健康，会影响学习和工作。客观情况通常是：失眠者越焦虑，睡眠就越糟糕，而睡眠越糟糕，失眠者也就越焦虑，从而形成恶性循环。因此，失眠者要改善睡眠，必须先学习控制焦虑。从某种程度上讲，失眠者能够控制焦虑也就意味着能够有效地应付失眠。

失眠者控制焦虑可以通过以下几个途径实现：①从主观认识上讲，失眠者需要改变对失眠的错误观念，应该认识到对失眠及其后果的担心不但无助于改善睡眠，反而是失眠的罪魁祸首；②从主观态度上来说，失眠者应对能否睡得着、能否睡得好抱着无所谓的态度，正如日本著名的临床心理学家森田正马所指出，失眠者应该对失眠采取顺其自然的态度，也就是感到自己遭受的失眠症并无特殊之处，做到"忍受痛苦，为所当为"；③失眠者因焦虑而难以入睡时，可以做一些放松训练以帮助睡眠；④看医生十分重要，因为焦虑太重时，单靠病人的自我调节还不够，医生会酌情使用一些抗焦虑药。

更年期妇女失眠应该怎样治疗呢

更年期失眠的治疗不同于一
般的失眠治疗，千万谨慎。

　　如果你是一位 40~50 岁的中年女性，近来常被失眠所困
扰，正准备上街自己买点药以缓解症状，那么我劝你且慢，
先判断一下自己的失眠是不是与更年期有关，再决定采取什
么样的治疗及吃什么样的药，因为更年期失眠在 40~50 岁的
女性较为常见，且具有一定的特殊性，因此，治疗上不同于
一般的失眠治疗，如果治疗不当，反而会适得其反，甚至出
现严重的不良反应。

　　什么样的失眠是更年期所致的呢？如果你是一位 40~50
岁的女性，月经已经不规律或已经停经，近来反复出现夜间
觉醒，无法一觉睡到天亮，而入睡困难现象却不十分明显，
同时具有阵发性颜面潮红和夜间盗汗等停经综合征的表现，
那么，你十有八九是患上了更年期失眠症，当然，最好还是
去医院请医生帮助最后确诊一下。

　　如果你已经明确自己的失眠与更年期有关，那就应该采
用针对更年期失眠的治疗方法了，其具体方法如下：

　　（1）控制卧室温度在感到舒适的范围内，使用轻盈舒

服透气的床单（通常是棉质）。

（2）白天尽量减少咖啡因、糖及酒精的摄取量。

（3）潮热和出汗症状严重者，可采用雌激素替代疗法。

（4）停经后妇女因没有黄体酮的保护作用，罹患睡眠呼吸暂停综合征的概率升高，由此引起的失眠应慎用苯二氮䓬类催眠药。有时抗抑郁药的效果较好。

对长期卧床的病人患失眠者如何进行家庭护理

长期卧床的病人由于白天休息较多，尽管夜里迟睡早醒，但是，总的睡眠时间基本上仍与正常人差不多，因此，不必强求同健康人一样。除非整夜不眠，一般无须为其失眠过于着急。

对疾病已到晚期，但身体功能尚未完全丧失，仍有一定活动能力的病人，应鼓励他们生活尽量自理，可以给他们讲一些其他人战胜疾病的例子，使他们感到自己还不至于完全依赖别人，这对于生活自理和病情好转都大有希望。只要病人思维正常，应让其知道一些家庭和单位发生的事情，若以为病人不需知晓这些事，或故意封锁消息，只会使他们更加牵肠挂肚。

应尽量让病人生活得舒适，晚上睡前给病人用温水洗脚，在保暖的前提下，适当开窗通风，并在房间里点上一根蚊香，以减少不佳气味对病人的刺激，给病人安排适当的体位，枕上舒服的枕头。

睡前不要让病人吃得过饱，不要让其看情节紧张的小说和扣人心弦的电视，可让病人在睡前做放松训练以助入睡，对爱听音乐的病人，睡前可有选择地给听一些有催眠镇静作用的音乐。对症用药，若因疼痛影响睡眠，则适当用些止痛药，对实在难以入睡的病人，可遵照医嘱予以安眠药物。

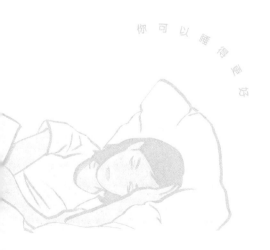

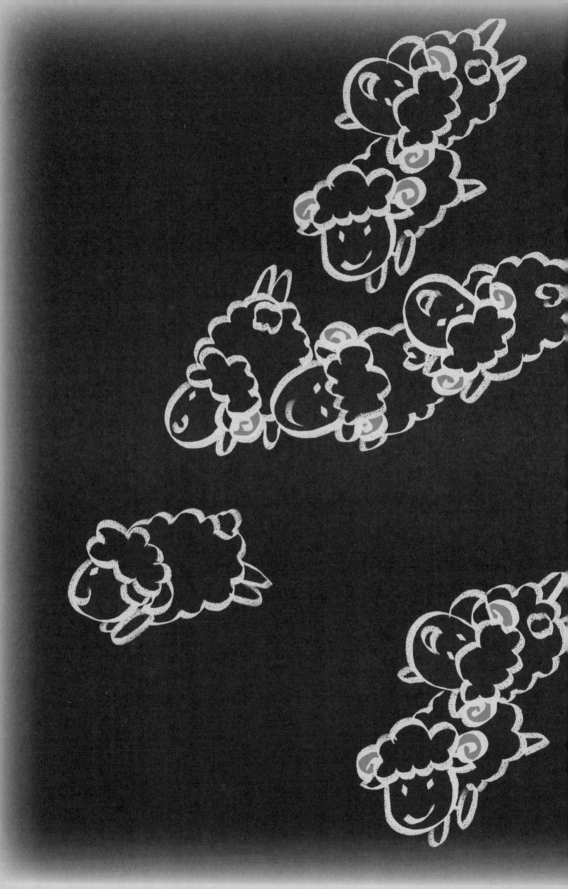

八

如何正确使用安眠药

对于失眠的处理，首先要寻找导致失眠的躯体或（和）情绪方面的因素，区分失眠是原发性的还是继发性的，然后再决定其治疗方法。因为失眠本质上是一种心因性功能性疾病，单纯依赖安眠药物对症治疗的方法是效果不好的，对因治疗十分重要。

对于继发性失眠者，应以处理引起失眠的疾病或情况为主，如失眠情况较重或影响正常的学习工作生活，可以考虑暂时对症小剂量短时间的用一点儿安眠药。一般来说，睡眠的环境改善了，躯体的原发疾病治愈了或能够得到控制了，不痛快的事情过去了，失眠大多也会不治自愈，当然，也有一小部分失眠者在病因解除后仍然睡不好觉，这样的话，可以考虑小剂量间断的用药。另外，也有一些病因明明知道，但无法去除，如身患绝症，这时往往需要药物治疗。

对于原发性失眠者，也不一定要用安眠药，处理这种失眠最重要的是鼓励病人调整生活习惯，注意睡眠卫生，甚至可以用一些行为疗法，如刺激控制法、睡眠限制、放松疗法等，以帮助恢复其正常的生物节律，如果再采取这些措施后仍然有失眠，则可以考虑辅以安眠药物治疗。

失眠很容易反弹，有些人短期治好了失眠，过段时间遇到一些压力又开始睡不着了，这是很常见的。大家不要恐惧失眠的反复，这失眠就跟感冒一样，一辈子总会有几次的，只要积极应对就好了。如果反弹了，再治疗就是了，不要有心理压力是最重要的。

用药会导致睡眠障碍吗

用药应遵医嘱，谨慎用药，
防止因用药而导致睡眠障碍。

现在市场上药物琳琅满目，新药也层出不穷。医师不可能把所有药物的性能都了解得很清楚，但是至少要对本专科常用药物的疗效和副作用了然于胸，否则就很难有针对性地用药。病人和家属也应当仔细阅读药盒上的说明书，了解所用药物的性能，这样医患之间才能有共同语言。

不少药物除了针对专科的疗效之外，还对神经系统有作用。举个最普通的例子，氨茶碱是治疗哮喘的常用药，可以松弛支气管平滑肌，减轻支气管黏膜的充血和水肿，缓解哮喘症状。可是氨茶碱又是一个中枢神经兴奋药，有些病人服药后会出现激动、不安、兴奋、失眠，剂量过大时还可发生抽风、谵妄等。类似这种例子很多。阿托品是有效的胃肠道解痉药，能解除胃肠道痉挛和抑制胃酸分泌，用于治疗溃疡病，但如果使用不当、剂量过大时会出现阿托品中毒：瞳孔散大、口干、排尿困难、兴奋、躁动、幻视、失眠等。异烟肼（雷米封）是抗结核药，和其他抗结核药合用能治疗各种类型的结核病，但也有不少副作用。异烟肼有中枢神经兴奋作用，有的病人产生话多、头痛、失眠、易发怒、幻觉，甚至出现抽风、昏迷；还能引起周围神经炎，如四肢麻木、无力、反射减退、消失等。所以用药一定要服从医嘱，不要过量服用，也不要光听广告介绍，因为有些广告用药没有经过临床验证，疗效和副作用都不清楚，随意服用有极大的盲目性。

催眠药物也可能引起睡眠障碍

谨慎使用催眠药物，防止药物依赖性！

众所周知，催眠药物是用来帮助睡眠障碍患者提高睡眠质量的，那么，在使用不当的时候，它会不会反而引起睡眠障碍呢？

如果你是一位长期依赖催眠药物的睡眠障碍者，你一定有过这样的感受：随着服药时间的延长，发现药物的催眠作用越来越弱，需要不断增加剂量，否则睡眠质量就会下降。这就是一种与催眠药物有关的睡眠障碍，睡眠医学中称为"催眠药物依赖性睡眠障碍"。

催眠药物依赖性睡眠障碍是指由于使用催眠药物产生的耐受或戒断引起的失眠或睡眠过多，目前涉及最多的药物主要是苯二氮䓬类（如地西泮、氯硝西泮、阿普唑仑等）和巴比妥类药物（如戊巴比妥、异戊巴比妥、司可巴比妥等）。多见于老年女性，起病前有使用催眠药物或中断使用催眠药物的背景，在取得最初疗效后，因担心成瘾而自行突然停药，此时反而出现严重的失眠。部分患者在最初的疗效逐渐消失后，便以提高剂量来抵消由于药物耐受而出现的疗效下降现象。随着剂量的增加，由于白天药物残留效应的增加，患者可出现睡眠过多、反应迟钝、言语含混不清、傍晚时情绪不安或紧张等，此时，患者常把这些症状错误地认为是由于夜间失眠所致，到处求医，不断接受更多的催眠药物治疗。

治疗上主要针对催眠药物导致的依赖性进行，应在医生的指导下制订停药计划。加强对合理使用催眠药物的认识，切实做到不滥用、不弃用。对于长期应用止痛药物或酗酒者，不应服用催眠药物；若使用催眠药物，应短期、间断用药，不宜长时间（＞3 个月）应用，若非用不可，应选择不同作用机制的催眠药物交替使用；停药应循序渐进，严格遵循停药计划，不宜突然中断用药。

安眠药有哪几类

安眠药的历史是很悠久的，从 18 世纪末叶就有人开始研究和制造，迄今已有许多品种和药物面世。但大浪淘沙，不少药物曾经"红火"过相当一阵子最终还是退出了历史舞台，新的药物虽然层出不穷，然而真正符合于"理想"的安眠药条件的为数不能算多，而且还有待于历史的检验。

根据药物开发时间和化学结构的差异，现在大致上可以把安眠药分成三大系列，也有人把它们称为第一、二、三代安眠药。

第一大系列或第一代安眠药是巴比妥类，早在 20 世纪初期（1903 年）就已上市，由于巴比妥类药物有较强的镇静催眠作用，所以用于安眠。巴比妥类药物的化学结构有些差异就形成了多种（2500 种）衍生物，根据作用时间的长短可以分为长效类、中效类、短效类和超短效类。长效类有巴比妥、苯巴比妥，作用时间 6~8 小时，中效类有异戊巴比妥、戊巴比妥，作用时间 4~6 小时，短效类有司可巴比妥，作用时间为 2~3 小时，超短效有硫喷妥钠，作用时间仅 1/4 小时。由于服药后的次晨病人会感到昏昏沉沉、头晕等不适，所以现在很少将巴比妥类药物用作安眠药。

第二大系列或第二代安眠药是苯二氮䓬类，于 20 世纪

50 年代上市，现在有几十种衍生物。根据作用时间长短也可以分为长效类、中效类和短效类。长效类有安定（地西泮）、利眠宁，作用时间可达 50~100 小时，中效类有硝西泮（硝基安定）、艾司唑仑（舒乐安定）、罗拉（劳拉西泮）等，作用时间 15~18 小时，短效类有三唑仑、咪达唑仑（速眠安、力月西）等，作用时间 0.5~5 小时。现在苯二氮䓬类是使用最广泛的安眠药。

第三个系列或第三代安眠药目前主要包括唑吡坦（思诺思）、佐匹克隆（忆梦返、三辰）和扎来普隆。它们的作用时间都较短，为 0.5~5 小时，用于催眠效果好。由于该类药物的治疗指数高、安全性高、基本不改变正常的生理睡眠结构、不易产生耐药性和依赖性，因此，目前已经有逐渐取代苯二氮䓬类药物的趋势。

开安眠药时应详细介绍自己的失眠特征

有时去医院看病，向医师诉述失眠，但是没有仔细叙述失眠的具体症状，如入睡困难还是半夜易醒等，结果可能医师就给您艾司唑仑（舒乐安定）2 片，每晚 1 次。这是治疗失眠的最常用处方，可是并不见得是最适合您的处方，因为您的失眠主要是入睡困难，艾司唑仑并不能解决入睡问题。

因此，在就诊时一定要注意把自己的失眠症状介绍清楚，因为每一种安眠药的使用是有针对性的。举个例子来说，艾司唑仑属于中长效安定类的药物，它的半衰期长达 24 小时左右，主要针对半夜易醒或多梦的失眠患者，而对入睡困难帮助不大。那么用什么药物较好呢？一定要用半衰期短的药物，如咪达唑仑，佐匹克隆或唑吡坦（思诺思）等。这类药物的半衰期只有 3~5 小时，帮助入睡很快，而且排泄也快，到第二天没有残余作用，人会感到头脑清醒，记忆良好，情绪愉快。当然，对于半夜易醒或噩梦频频的患者，艾司唑仑就是一个很好的选择了。

吃安眠药有什么窍门

失眠的治疗首先应当针对病因，如积极治疗身体疾病；环境因素能避免的尽量避免，不能避免的设法改进；精神心理因素要进行心理疏导，该发泄的应当宣泄，该解决的设法解决。此外，还要注意睡眠卫生，遵守睡眠作息制度，睡前做些放松活动、洗热水澡等。服安眠药只能作为辅助性治疗手段，千万不要作为首要治疗方法。

如果失眠较严重，拖的时间也比较长，那么就要吃安眠药了。安眠药的使用有什么窍门呢？我想应当给大家提出一个"理想的"安眠药使用模式，那就是：

（1）能够很快催眠：也就是说，服用后在 30 分钟之内就一定可以入睡。

（2）不引起睡眠结构的紊乱：我们已经了解，睡眠分为 NREM 和 REM 睡眠两个时相，理想的安眠药应该不打乱这种规律。

（3）没有宿醉作用：宿醉作用指第二天醒来后产生头昏脑胀、昏昏沉沉，像喝醉酒一样的感觉。理想的安眠药应该使人在第二天醒来后头脑清醒，精力充沛，工作和学习的效率更高。

（4）无呼吸抑制作用：由于安眠药大多数属于中枢神经抑制剂，所以有可能产生呼吸抑制作用，但是目前新的安眠药并无这种作用。

（5）不引起药物依赖：所谓药物依赖就是指成瘾性，有些安眠药物在长期服用后会产生药物依赖，这是一个比较严重的问题。

（6）与其他药物没有相互作用：理想的安眠药最好与别的药物不发生相互作用，也就是说，不增加也不减轻别的药物的作用，否则别的药物在服用安眠药后要减少或增加药量，挺麻烦的，有时还可能出意外。

根据以上几点，相信读者都会掌握安眠药的服法以及服用的窍门，在选择药物时就会有所依据，不至于盲目服药。

服用安眠药应注意哪些问题

安眠药是一类对中枢神经系统产生抑制作用，可引起镇静和催眠作用的药物。使用这类药物时应注意以下几点：

（1）失眠仅仅是一个症状，使用安眠药仅是对症治疗，因而在使用安眠药之前一定要寻找并治疗失眠的病因。

（2）几乎所有的催眠药物长期连续使用都会产生耐受性和依赖性，在突然停药时可能会导致更严重的失眠，因此应严格控制其使用，同一种催眠药物一般不宜连续使用超过4周。

（3）病人自己很难详尽地掌握安眠药的使用方法，必须在医生指导下使用这类药物，尤其是作用时间较长的镇静安眠药，用后常有延续效应，次日可引起白天困倦、头晕、嗜睡等。这对于从事机械工作的人有潜在的危险性，因此，服药的患者，不可驾驶车辆和操作机器，以免发生事故。

（4）催眠药还有肌肉松弛作用，容易出现步态不稳，故尤其是对于短半衰期的药物一定要慎重。

（5）本类药物与其他中枢神经抑制药物（如抗组胺药、镇痛药以及酒精等）同用时，有协同作用，可出现严重后果，应避免同时使用。

（6）睡眠呼吸暂停综合征禁止使用催眠药，急性间歇性血卟啉病的患者应禁用巴比妥类催眠药，肝肾功能减退者应慎用催眠药特别是巴比妥类药。

（7）对于儿童，一般不用安眠药，除非是治疗儿童夜惊、梦游症和癫痫。

（8）老年人应用安眠药时应慎重，剂量宜小。

（9）哺乳期妇女及孕妇应禁用，尤其是在妊娠头3个月及分娩前3个月。

慢性长期失眠病人能一直用安眠药吗

慢性长期失眠病人首先应当查清病因，一般来说，失眠只是一个症状而不是疾病，所以在慢性长期失眠的幌子下必然有一个疾病存在。除了我们说过的不少身体上的疾病，如关节炎、肺结核、慢性肝炎、贫血、肌病等外，可能还有些其他疾病，必须先进行病因治疗，只有病因去除了，才谈得上对失眠的治疗。

其次要调整环境因素，如卧室环境的布局，强光和噪声的隔离，卧具的挑选等，还有工作环境的调整，如变三班倒为正常班，常年夜班为白班等等。

至于临时出差、出国，因为毕竟是短时间的、一过性的失眠，吃几天安眠药就可以解决问题。

这里最要提醒读者注意的是精神心理因素，许多病人正是患有焦虑症或抑郁症才引起慢性长期失眠的，可是病人或者不自觉，或者自觉而不愿谈及，或者知道情况而不愿意服药，结果是利用失眠这一症状长期服安眠药，造成安眠药成瘾，其后果十分可悲。我们曾诊治过为数不少的慢性长期失眠病人，实际上是抑郁症，但转诊去精神病院，病人嫌"名声不好听"不肯去，结果就在门诊拿大量的安眠药，一吃就是几年、十几年，最终成为药物依赖，还得住进精神病院去"戒毒"！还有些病人也不愿承认自己有抑郁症，长期吃点安眠药，最终因抑郁症状加重而自杀死亡，令人惋惜！另外有些病人明明知道自己是抑郁症，但看到医师开的抗抑郁药说明书上写着不少副作用，认为药物不好还不如不吃，结果又是症状恶化而自杀死亡。像这些例子使我们医师痛心万分，能治的病偏偏不肯治、不愿治，结果以悲惨告终，真是太无谓了，太没有必要了。

所以我们一而再、再而三地告诉读者，安眠药并不是解决慢性长期失眠的好办法，即便是生产厂家也不希望病人长期吃安眠药。最好的办法是查清病因，对症下药。

安眠药服用时间长了怎么进行调整

对于失眠病人，医师一定要查清病因，对症下药，而不是一味地开安眠药，这点必须引起注意。

有些病人慢性长期失眠一直服安眠药而不愿去查查有没

有精神心理因素，以致服药成瘾。据北京市一项调查显示，有多达 16.8% 以上的病人有安眠药药物依赖，主要的药物是苯二氮䓬类，而且 91% 的药物来自医院。说明医院对安眠药的依赖和成瘾尚未引起足够的注意，医师随便开安眠药处方。

按世界卫生组织制定的标准，一般安眠药处方最多不得超过 4 周，然后应当停用 2 周，如果需要再用，则开另外一种安眠药。这样做的目的是为了预防安眠药成瘾或药物依赖。

也许有些读者会问：那么停用 2 周安眠药期间失眠怎么办？我想在这里举一个具体的例子来说明如何解决这个问题。如果一位慢性长期失眠的病人已经用艾司唑仑 4 周，按理应停药 2 周，但停药期间仍失眠，此时我建议不妨用 2 周抗组胺药，如异丙嗪（非那根）或苯海拉明作为过渡性治疗，2 周后如果还失眠，可以选用唑吡坦或佐匹克隆。采用这种交替应用安眠药的方法，病人可以得到充分的治疗，但又不至于引起药物依赖的危险性。

但是这里我还想再强调：慢性失眠病人不能长期服安眠药，一定要查清病因，对症下药，才是最佳方案。

如何看待安眠药的副作用

小剂量短时间使用安眠药是治疗失眠的重要手段，不过安眠药在帮助人们进入甜蜜的梦乡的同时，也存在着潜在的危险性，因此有人将安眠药称为"危险的朋友"。那么"这位朋友"危险在什么地方呢？

（1）应用苯二氮䓬类安眠药后，夜间睡眠通常会明显见好，虽然夜间睡眠时间不短，但部分人在白天还会有昏昏沉沉的感觉，头脑并不清醒，在医学上给这种现象起了一个很形象的名字，叫作宿醉现象。宿醉现象实质上是药物的过度镇静作用，与药物的半衰期有关，如果在晚上服了一种半衰期长的安眠药，那么到第二天的时候药物在体内浓度仍然很高，在白天药物仍然会起作用，因此也就会出现上述的宿醉现象；和宿醉现象有关的另外一个因素是用药的剂量，用药剂量大，第二天血中该药物的浓度自然会较高，也就容易出现宿醉作用。由此可见，服用小剂量的中或短半衰期的药物可减少宿醉现象。

（2）长期服用安眠药的失眠者可能都会有这样的经历：刚开始用药时效果很好，用一段时间后药不如以前管用了，增加一点剂量疗效又好了，这就是"耐药性"。长期用药的另外一个问题是依赖性（老百姓俗称"成瘾"），依赖是指长期服用者，如果不给药就会出现焦虑不安、紧张、全身不适等症状。防止依赖性的关键在于不要长期使用同一种安眠药。

（3）长期用药者突然停药会出现戒断症状，如失眠、激越、坐卧不安、烦躁等，使用半衰期长的药物、逐渐减量、慢慢停药可防止出现戒断症状。

（4）长期使用安眠药可使人的记忆力减退、反应减慢，这种情况在老年人使用大剂量安眠药时容易发生，故老年人在使用安眠药时应慎重，剂量不宜过大。

（5）治病的良药在某些情况下也会成为毒药，经常会发生吞服大量安眠药企图自杀的情况，这简直是一种悲剧。要避免这种悲剧发生的关键是，安眠药应作为一种处方药由医生和药房严格控制，取药回家后应由家属帮助病人来保管。

为什么巴比妥类药物不推荐用作安眠药

巴比妥类药物是历史上第一个大系列的镇静催眠药，于1864年合成，衍生物多达2500种。根据作用时间长短可以分为长效类、中效类、短效类和超短效类几种。但是目前越来越少用作安眠药了，原因何在？

第一，巴比妥类药物有些副作用，有的还比较严重。如苯巴比妥（鲁米那）是长效镇静药，又有抗癫痫作用，但它可能引起严重的副作用：固定性红斑，如果不及时停药并治疗，可以演变成剥脱性皮炎。

第二，巴比妥类药物主要的作用点在大脑皮质，使大脑逐渐镇静下来，但由于药物的作用时间较长，对大脑的抑制作用较强，结果到了次晨病人仍感到头昏脑胀、昏昏沉沉、想睡、记忆力减退，病人不愿意服用。

第三，最重要的一点就是巴比妥类药物的成瘾性，在慢性长期服用苯巴比妥类药物后人体会对药物发生成瘾性。成瘾性目前在医学上称为药物依赖，包括心理依赖和躯体依赖两种情况。巴比妥类药物既可引起心理依赖，又可造成躯体依赖，结果是病人服药剂量越来越大，而且不能停药，万一停药就会发生戒断综合征，到那时，失眠更严重，还有头疼、流泪、全身颤抖、焦虑不安、哭泣、严重时全身抽搐等症状。

鉴于上面所说的三点理由，医学上已经基本不用巴比妥类药物作为安眠药了。但是，巴比妥类药物仍然作为别的用途试用，如苯巴比妥还是常用的抗癫痫药和治疗儿童高热惊厥药；硫喷妥钠常用于静脉麻醉等。同时，在个别地区，司可巴比妥（速可眠）还在当安眠药用，我们建议尽量少用或不用，以免引起不良反应。

安定治疗失眠合适吗

安定又称地西泮，是苯二氮䓬类药物中的"大哥大"，大概在 1960 年合成，以后这类衍生物多达 2000 多种，不过临床上常用的也就 35 种左右，国内现有的上市安定类药物约 12 种。

安定口服后吸收很快，也很完全，约 1 小时后血中药物浓度就达到高峰，开始发挥作用。安定是个强有力的镇静催眠药，服用后病人感到心情平稳，不那么烦躁不安，不那么紧张恐惧，对睡眠也有帮助，所以 20 世纪 60 年代安定使用得很广泛，但目前已经逐步减少了。

安定使用较少的一个重要原因是新的产品层出不穷，有的疗效明显优于安定，因而医师和病人纷纷改用新药。第二个原因是安定有一定的副作用，如对肝脏有一些损害，有肝病的病人服用时要小心。第三个原因是安定也有药物依赖性，长期服用后会产生戒断综合征：头痛、呕吐、烦躁、不安、心悸、严重失眠，有时还会抽搐、昏迷。因而不推荐长期慢性使用。

至于作为治疗失眠的安眠药来使用是不恰当的，这里面还有一个重要的理由，那就是安定在身体内部经过肝脏代谢后产生一个代谢产物：去甲基安定，该药也有镇静催眠作用，而且从体内清除的时间很长（医学上称为清除半衰期），结果服用安定后，镇静作用可以持续到 50~100 小时。大家设想，服用 2 片安定当安眠药使用，效果一直会持续到第 2~4 天，岂不是在服药后 2~4 天内人都昏昏沉沉、想睡觉吗？因此，安定不宜作为安眠药！

但是有少数病人习惯于吃安定，服用后没有感到什么不舒服，这就是个体差异。对于这些病人当然可以继续当安眠药用。但对大多数病人来说，还是不用作安眠药为好。

安定类药物只有安眠作用吗

安定类药物是人们对苯二氮䓬类药物的俗称，人们都知道安定类药物能够帮助睡觉，除此之外，难道它还有别的作用？确实有，安定类药物有镇静、催眠、抗焦虑和抗惊厥作用，这类药物在小剂量时即有镇静、抗焦虑和抗惊厥作用，在大剂量时会出现催眠作用。当我们利用其中一种或几种作用时，其他作用就会成为该药物的副作用，这是用药的常识，因此安定类药物的这些作用都会与失眠的治疗或副作用相关。

在失眠时，每天晚上睡觉之前使用安定类药物是利用其催眠作用；而对于焦虑症的失眠或长期失眠伴有焦虑情绪的病人，在晚上使用安定类药物实际上有抗焦虑和催眠两个作用，另外，医生还会在白天使用小剂量的安定类药物，目的是利用这些药物的抗焦虑作用来缓解患者的焦虑情绪；镇静作用常和副作用相关，前面提到的药物的宿醉作用实际上是由于药物在白天的过度镇静作用造成的；抗惊厥作用通俗地讲就是对紧张肌肉的松弛作用，对于有焦虑的失眠患者，抗惊厥作用可使患者觉得全身不那么紧绷绷的了、肌肉不会再发抖、打颤了，但对于一般患者，抗惊厥作用可能会使患者双腿发软、走路打晃，甚至会跌倒。

除了三大系列安眠药之外，还有其他药物吗

安眠药有三大系列或称三代，是指每一系列有许多种衍生物，化学结构和功能相仿。除了这三大系列外，还有不少药物也有催眠镇静作用，上面提到的水合氯醛、甲丙氨酯（眠尔通）和甲喹酮（安眠酮）都属于另一些安眠药，下面再介绍一些其他药物。

抗精神病药是一大组，它们都具有镇静催眠作用，如氯丙嗪、氟哌啶醇、奥氮平等，服用后可使睡眠改善，但在临床上主要用来治疗精神病，如精神分裂症、躁狂等。这些药物一般从小剂量开始服，逐渐加大剂量，直到病情稳定后慢慢减量，服用时不太方便。作为安眠药使用则只需小剂量，但除了精神科或精神病院的医师外，一般很少开这类药用作安眠药。

抗抑郁药物是另一大组，不过并非每一个抗抑郁药都有镇静催眠作用。临床上这类药物主要用来治疗抑郁症：病人情绪低落、沮丧、压抑、企图自杀等。由于抑郁症的病人多

半睡眠不好，常常要服安眠药，所以抗抑郁药在治疗抑郁的同时也把失眠治好了。与抗精神病药物相似，这类抗抑郁药在精神科或精神病院用得较多，医师们用药经验也较丰富，药物的剂量也有一个逐渐加量和减量的过程，比较麻烦，一般不作为常规的安眠药使用。

还有一大组药物是抗组胺药物，也就是过去所说的抗过敏药，它们也或多或少具有镇静作用，如苯海拉明、异丙嗪（非那根）、氯苯那敏（扑尔敏）、氯雷他定（克敏能）、苯印胺、赛庚啶、苯噻啶等，临床上皮肤科和变态反应科用于过敏性疾病的治疗，如急慢性荨麻疹、过敏性鼻炎、神经性皮炎、湿疹、哮喘等，但服用后都有嗜睡、困倦等副作用。有时也可用于失眠的病人，作为安眠药的替代品。

褪黑激素

褪黑激素现在在市场上"炒"得很红火，中文名字称美乐托宁，是英文 melatonin 的音译。据广告介绍，美乐托宁可以治疗失眠，还能调节自主神经功能等，究竟有没有道理呢？

褪黑激素来自于哺乳动物的松果体，1958 年，由于该激素可以漂白蝌蚪皮肤上的黑色素细胞而被发现。现在科学家已经发现，褪黑激素并不神秘，它的原料是 5- 羟色胺，即脑内一种单胺类的神经递质，白天 5- 羟色胺被贮存在体内，天一黑，5- 羟色胺便被一些酶转化成为褪黑激素，从松果体中释放到血液和脑脊液中，黑夜里褪黑激素在血液中的含量要比白天高 10 倍以上，而且它也很容易进入脑内。

褪黑激素的生理功能目前还不能说已经十分清楚了。用常规剂量喂养的大鼠和山羊可以加快生殖腺的发育，提前进入性成熟期。对人体来说，褪黑激素似乎可以加速入睡过程并且使人主观上感觉到想睡觉，因此有人利用褪黑激素这个作用来作为安眠药使用。

实际上，褪黑激素的作用和光照射有密切关系。当太阳升起时，由于光照射增加而使褪黑激素的分泌减少，含量下降，人处于兴奋状态，积极准备工作和学习；相反，当太阳下山时，光照射逐渐减弱到消失，此时褪黑激素分泌增加，人处于抑制状态，准备睡眠。这正符合于"日出而作，日落而息"的自然规律和生活规律。

鉴于动物试验的结果，曾经给志愿受试者服用不同剂量的褪黑激素来观察睡眠情况，结果发现部分人员睡眠加快，睡眠质量提高，但另一部分人服药后睡眠情况变化不大。最终试验人员无法得出肯定的结论。

褪黑激素治疗慢性失眠效果好不好

由松果体合成、分泌的褪黑激素是由 5- 羟色胺转化而来，它与光照射的关系密切，在有光照射的情况下，5- 羟色胺被贮存起来，一旦进入黑暗状态，褪黑激素就大量形成，并迅速到血液和脑脊液中发挥作用，因此可以说褪黑激素"喜暗怕亮"，这种特性会不会和人的睡眠有关系呢？

美国曾经做过一个试验，把不同剂量的褪黑激素给志愿受试者服用，并记录他们的入睡潜伏期、睡眠结构、总睡眠时间等，结果发现各人的报告很不一致，有些人认为褪黑激素可以加快入睡，睡眠质量也提高了，另一些人则觉得服激素和不服激素对睡眠没有什么影响，所以最终得不出确切的结论，但是确实有人改善了睡眠。由于和其他药物表现出来的数据和结论不一样，美国没有把褪黑激素作为药物处理，而是作为保健品处理，也就是说任何人只要愿意就能到药店去购买，而不需要医师开处方。

褪黑激素的作用大小因人而异，临床上确实有一部分失眠病人服用后能改善睡眠，但绝大多数属于急性的、因调整时差而引起的失眠，如出国开会或旅游，因时差不适应而失眠，服用褪黑激素可以纠正睡眠情况。对于慢性长期失眠的病人来说，效果就不理想，甚至作为药物的辅助治疗收效都不大。

从另一个角度来看，褪黑激素作为保健品似乎有些好处，曾有几位老年病人原来很容易患感冒，服用褪黑激素后感冒发生次数减少了，但是什么机制则不太清楚，可能是提高了机体的免疫功能。

褪黑激素是人体中合成、分泌的物质，所以服用后没有什么毒副作用，个别病人在刚开始服用时感到胃肠道不适、恶心、食欲下降，但过一段时间就可好转。从安全性的角度来看，褪黑激素是比较好的。

中药对催眠的作用如何

我国传统医学有悠久历史，虽然理论和治疗方法与现代医学相差甚远，但在我国历史上发挥了重要的作用，说明其中确实有许多值得发掘的东西。

按照传统医学的理论，失眠有许多病因，但归根结底在于"心"有病，举例来说，心血不足、肾水不足（不能灭心火）、肝火太旺（导致心火也旺）、痰迷心窍等，都和"心"有关。实际上，传统医学的"心"有相当一部分与现代医学的脑有关。

中医治疗的原则是根据"证"来决定的，所谓"辨证论治"就是指此。通常有宁心安神、清热泻火、滋阴降火、清化痰热、活血化瘀等治则，虽然原则不同，但应用得当，效果都很好。

至于中药的内容很多，这里无法做全面介绍，但一些单方可以罗列出来，如天麻丸、灵芝片、葛根素、杜仲、菖蒲、远志、柏子仁、酸枣仁、莲子芯、琥珀、牛黄、朱砂等都有宁心安神的功效，如果搭配得当，无疑的可以治疗失眠。

此外，复方制剂、中成药可以治疗失眠的就更多了，如天王补心丹、人参归脾丸、八珍益母膏、柏子养心丸、安神补心液、安神补脑丸、神经衰弱丸等都有报道。

针灸、耳针、电针、激光穴位治疗开展得也不少，有些病人确实感到对失眠有效。

在失眠的治疗过程中，中西医结合有非常大的优势，两者不矛盾，可以配合使用，使疗效更佳。

伴有躯体、精神疾病的失眠患者应该如何选择镇静催眠药

如前面所提到的，很多躯体、精神疾病常可伴发失眠，这类失眠患者除应积极治疗原发病外，在针对改善失眠的症状性治疗时，亦可短期应用催眠药物，但应慎重选择，以免加重原发病，造成不良后果。其选药原则如下：

（1）神经系统疾患：谵妄或痴呆的失眠患者，应避免

使用镇静催眠药物，否则可加重精神错乱与认知障碍，可应用小剂量抗精神病药物，如奥氮平、奎硫平等，以控制激越、攻击行为等精神症状，此外，痴呆患者的失眠可使用褪黑激素治疗。不宁腿综合征引起的失眠可应用苯二氮䓬类药物改善睡眠，禁止使用异丙嗪（非那根），因其可使症状恶化。脑梗死的发生与 REM 睡眠有关，因此，脑血管病患者出现的失眠，应选用对 REM 睡眠影响小但能减少 NREM 睡眠 Ⅱ 期和延长 Ⅲ、Ⅳ 期睡眠的药物，如佐匹克隆、思诺思、扎来普隆、氟西泮等。

（2）精神系统疾患：焦虑症患者往往入睡困难，而抑郁症患者常常早醒，除使用抗焦虑、抑郁药外，早期可使用中效或中长效的苯二氮䓬类药物，如氯硝西泮、阿普唑仑、艾司唑仑等，应避免使用短效药物（特别是三唑仑）和长效的氟西泮，因前者可加重抑郁，而后者可使抑郁慢性化。

（3）心血管系统：由于心衰、心绞痛的发生多出现在 REM 睡眠阶段，特别是凌晨 4~5 点钟，此时心率会突然加快或不规则，血压上升或不稳定。因此，心脏病患者伴发的失眠应选用能缩短 REM 睡眠时间并能够降低心率的催眠药物，如苯巴比妥、硝西泮；或对心血管影响较小的药物，如氯羟西泮。应慎用艾司唑仑，因其对传导阻滞的患者不利。

（4）呼吸系统疾患：慢性肺功能障碍的患者，若伴有失眠，应慎用苯二氮䓬类催眠药物，因其可引起呼吸抑制。

（5）消化、泌尿系统疾患：由于大部分镇静催眠药物均经过肝脏代谢、肾脏排泄，因此，对慢性肝、肾功能不全者使用催眠药物应慎之又慎，一般认为，肝脏疾病可选择奥沙西泮、阿普唑仑、思诺思、扎来普隆，禁用氯硝西泮和巴比妥类；肾功能不全者可选用思诺思、扎来普隆、佐匹克隆、地西泮和咪达唑仑，禁用氯硝西泮和三唑仑。

（6）各种疼痛引起的失眠：可选择苯巴比妥类，因其可加强解热镇静药效应，减少用量。对于关节炎夜间疼痛及过度疲劳后肌肉酸痛引起的失眠，可选用阿司匹林，因其除解热镇痛外，还具有一定程度的中枢抑制作用。不明原因疼痛导致的失眠，可选用阿米替林，因其能缩短入睡潜伏期、延长 REM 睡眠潜伏期、缩短 REM 睡眠时间和延长 NREM 睡眠Ⅲ、Ⅳ期。

（7）皮肤疾患：皮肤瘙痒或荨麻疹导致的失眠，可应用非那根或羟嗪（安泰乐）。

抑郁症导致的失眠应该优先解决抑郁症

抑郁症目前越来越为社会所关注，主要因为病人除了心情低落、压抑、沮丧、绝望之外，常常会有自杀的想法。据统计，约 1/4 的抑郁病人因自杀而死亡，而在人群中自杀者，往往 1/3 是抑郁病人，由此可见，及时而积极地治疗抑郁症患者是十分重要的。切不可把抑郁病人当成是思想问题或一般的精神受刺激来对待，以免发生意外。

抑郁病人除了心情上的变化外，还有许多躯体症状，如果病人不善于或羞于表达自己的情感变化，只是诉述躯体症状，那么医师很容易诊断为内科或神经内科疾病，以致长年累月看病而得不到应有的治疗。

我们可以从下述的调查来看一下抑郁病人的躯体症状：睡眠障碍占 98%，疲乏 83%，喉头和胸部缩窄感 75%，胃纳下降 71%，便秘 67%，体重减轻 63%，头痛 42%，颈背痛 42%，胃肠道不适 36%，心血管症状 25% 等，如果病人只是主诉身体上的不舒服，很少有医师会马上想到抑郁症的。

幸好对诊断清楚的抑郁病人，现在已经有不少抗抑郁药可以治疗了。抑郁病人的睡眠障碍绝大多数属于半夜早醒，往往睡到半夜 2~3 点钟就醒来，脑子里尽想些不愉快和绝望的事，此时最容易萌发出自杀的想法，十分危险。

经过治疗以后，为什么抑郁病人的失眠也好了呢？当然首先应当考虑病人的失眠只是抑郁症状的一种表现，随着抑郁症状的全面好转，失眠也一定会随之好转。许多病人都觉得回想抑郁时半夜早醒要自杀的想法"十分可笑""毫无必要"，说明失眠实际上就是抑郁的一部分症状。

另一方面，药物的作用也不可忽视。在抑郁症状明显的时候，要劝说病人不去想不愉快的事是不可能的，只能通过药物来解决。现有的各种抗抑郁药物，有些本身就有镇静作用，如曲唑酮，有些具有抗组胺的副作用，如多虑平和阿米替林等，医师便可以利用这些副作用。等到抑郁症状好转后，失眠也随之好转，这时药物就可以减量或停服了。

抗抑郁药是不能直接解决失眠问题的

抗抑郁药可以分成四大类，且都有抗抑郁作用。目前专家们认为抑郁症很可能和脑内神经递质的功能异常有关，最主要的神经递质有两个：去甲肾上腺素和 5- 羟色胺，在抑郁症发病时，脑内去甲肾上腺素或 5- 羟色胺的含量下降，到了症状好转时，这两种神经递质又恢复正常，所以抗抑郁药物的作用机制是尽量使脑内去甲肾上腺素或 5- 羟色胺的含量升高，以治疗抑郁症。

四大类抗抑郁药的作用点不相同，但都能达到增高脑内去甲肾上腺素和（或）5- 羟色胺的目的。第一类是单胺氧化酶抑制剂。这种药物能抑制单胺氧化酶，使单胺类物质（所有的神经递质基本上都是单胺类物质）活性不至于被破坏，因而单胺类物质去甲肾上腺素和 5- 羟色胺含量就高了。第二类是三环类抗抑郁药，因其化学结构中有 3 个环而命名。

这类药能阻止单胺类物质重新吸收到细胞内，所以遗留在血液中的单胺类物质含量就高了。第三类是杂环类抗抑郁药，因其化学结构有各种不同的环而命名。这类药物的作用机制和三环类抗抑郁剂相似。第四类是选择性 5- 羟色胺重摄取抑制剂。顾名思义，这类药物也阻止单胺类物质重新吸收到细胞内，但只选择一种，即 5- 羟色胺，所以以此命名。

在这四大类抗抑郁药中，单胺氧化酶抑制剂不具有抗胆碱能和抗组胺作用，所以不能治疗失眠，而且因为药物和含酪胺的食物（如奶油、巧克力、啤酒等）同用，会发生高血压危象，非常危险，所以国内目前没有生产。三环类和杂环类抗抑郁药都有抗胆碱能和抗组胺作用。所以会产生嗜睡、困倦、镇静等副作用，可以用来帮助治疗失眠，但利用的是其副作用。选择性 5- 羟色胺重摄取抑制剂有振奋作用，一般不能治疗失眠。

由上述情况可以看出：抗抑郁药本身并不是安眠药，虽有些可以帮助治疗失眠。可是只要把抑郁症治好了，失眠症状就可以好转。所以从这个意义上来讲，抗抑郁药又都可以治疗失眠。

长期用中枢兴奋药可以吗

中枢兴奋药包括的内容很多，但临床上常用的只有咖啡因、苯丙胺、哌甲酯（利他林）、匹莫林、莫达非尼等几种，目的是为了治疗嗜睡症，特别是发作性睡病。

发作性睡病的病人在任何条件和情况下都会入睡，虽然睡眠的时间可长可短，一叫就能醒来，可是毕竟有发生危险的时候，因此给予治疗是必要的。这些治疗药物能提高大脑的兴奋性，使病人不想睡眠，这样才能坚持日常生活、学习和工作。从治疗的意义上来讲，服药是终身性的，因为发作性睡病的病因迄今还不清楚，患病后常常终身不愈，病人不得不每天服药。

苯丙胺、哌甲酯（利他林）等药有明显的副作用，最明显的是失眠、兴奋、烦躁、不想进食、体重下降等，有时被不法分子当作减肥药来出售。更严重的是苯丙胺等药在长期服用后会出现精神病样改变，服药者有大量的幻觉、妄想、思维障碍，很像精神分裂症，实质上是苯丙胺中毒性精神病，是药物成瘾的一种表现。一旦发现药物成瘾就必须戒断，挽救病人的生命，目前我国已经发现这类药瘾者。

鉴于这类药物的成瘾性，我国基本上不生产和销售这类药物，服药成瘾者都是由国外走私带入的。但从发作性睡病的病人来看，没有药物就意味着没有治疗，使病人的嗜睡状况始终存在下去，虽然这种病人为数不太多，但作为病人他们有权利要求得到治疗，因此矛盾就出来了。也许将来在严格的药品管理制度下，莫达非尼可以供少量发作性睡病病人作治疗用，同时彻底堵塞其他可能来源，这样才有利于病人和其他人群。

"摇头丸"是什么药物

目前"迪厅"风行，青年男女喜好蹦迪的不少，他们愿意在迪厅内松弛一下，活动活动肌肉，放松放松神经。但有人在蹦迪时服用一种"摇头丸"，据说服用后精神陡增，神采奕奕，摇头晃脑，分外有劲，即使跳一夜舞也不会觉得困倦。现在已经查明，"摇头丸"实际上是一种中枢神经兴奋药，学名叫苯丙胺或是其衍生物。

苯丙胺是麻黄碱类药物，具有强大的中枢兴奋作用，服药后大脑很快兴奋，倦意尽消，可以持续工作和学习，所以在医学上用来治疗发作性睡病。可是有些不法商人利用其中枢神经兴奋作用来对抗夜生活中的疲劳，使人们能夜夜兴奋，于是"摇头丸"便应运而生。虽然偶尔服用苯丙胺除了失眠、兴奋之外副作用还不算多，可是连续服用会成瘾，药量越服越大，次数越服越多，以至不能离开此药，与抽吸鸦片没有什么不同，因此世界卫生组织已经把苯丙胺列为毒品，和鸦片同样对待。我国也严禁制造、销售此药，违反者要负法律责任。

苯丙胺长期服用除了成瘾之外，还会产生一系列精神病样症状，如幻听、幻视、多疑、妄想等，与精神分裂症十分类似，称为苯丙胺中毒性精神病，这时需住精神病医院治疗。

激素会不会引起失眠

使用激素应在医师指导下进行，谨慎使用。

激素通常指肾上腺皮质激素，有天然的和人工合成的，医学上常用人工合成的激素治病，如自身免疫病系统性红斑狼疮、类风湿关节炎、干燥综合征、重症肌无力等，各种病因引起的休克，消除脑水肿，严重的皮肤病如剥脱性皮炎等。可以说用途广泛，在治疗各科疾病时都可能用到。

作为一种药物，激素确实有其不可替代的疗效，可是其副作用也不可忽视。在早期用药阶段，由于食欲改进，情绪好转，睡眠也有进步，病人会感到很满意。但随着用药时间的延长、剂量的增加，相当一部分病人会出现兴奋、话多、易怒、容易和别人吵架等现象，而且夜间经常失眠，或者清晨早醒。严重时也会出现幻觉、多疑、被害妄想等，以致拒食，拒绝治疗，大吵大闹，要求出院；或者出现抑郁症状，如哭泣、悲观、失望、企图自杀等，这些可以称之为激素性精神障碍，往往给原有疾病的进一步治疗造成困难，因此必须请精神科医师来指导用药和控制症状。

除此之外，激素还会引起肥胖、高血压、糖尿病等疾病，原有这些疾病的病人在使用激素后，病情可能加重，所以用激素治疗应当在医师指导下进行，何时加量、何时减量要根据病情决定，千万不要自作主张。实际上医师用激素治疗也是十分谨慎的，一般原则是非到不得已时才用，同时尽量避免各种副作用和并发症，减量要逐渐进行，这样才能取得较满意的效果。

图书在版编目（CIP）数据

你可以睡得更好：睡觉是个技术活 / 李舜伟著. ——
北京：人民卫生出版社，2018
ISBN 978-7-117-27336-7

Ⅰ.①你… Ⅱ.①李… Ⅲ.①睡眠－基本知识 ②失眠－
防治－基本知识 Ⅳ.①R338.63 ②R749.7

中国版本图书馆 CIP 数据核字（2018）第 196358 号

人卫智网 www.ipmph.com 医学教育、学术、考试、健康，
购书智慧智能综合服务平台
人卫官网 www.pmph.com 人卫官方资讯发布平台

你可以睡得更好——睡觉是个技术活

著　　者：李舜伟
出版发行：人民卫生出版社（中继线 010-59780011）
地　　址：北京市朝阳区潘家园南里 19 号
邮　　编：100021
E - mail：pmph @ pmph.com
购书热线：010-59787592 010-59787584 010-65264830
印　　刷：北京盛通印刷股份有限公司
经　　销：新华书店
开　　本：710×1000 1/16 印张：15
字　　数：137 千字
版　　次：2018 年 9 月第 1 版 2018 年 9 月第 1 版第 1 次印刷
标准书号：ISBN 978-7-117-27336-7
定　　价：48.00 元

打击盗版举报电话：010-59787491 E-mail：WQ @ pmph.com
（凡属印装质量问题请与本社市场营销中心联系退换）